# THIS BOOK BELONGS TO

_____

_____

**Adress:** _____

**Phone:** _____

**Email:** _____

**Type of Diabetes:** _____

**Blood Type:** _____

**Emergency contact:** _____

**Medication:** _____

_____

_____

## BLOOD PRESSURE | BLOOD SUGAR

| DATE | TIME | SYSTOLIC | DIASTOLIC | HEART RATE | MEAL | BEFORE | AFTER |
|------|------|----------|-----------|------------|------|--------|-------|
| MON _____ _____ _____ | | | | | Breakfast | | |
| | | | | | Lunch | | |
| | | | | | Dinner | | |
| | | | | | Bedtime | | |

| DATE | TIME | SYSTOLIC | DIASTOLIC | HEART RATE | MEAL | BEFORE | AFTER |
|------|------|----------|-----------|------------|------|--------|-------|
| TUE _____ _____ _____ | | | | | Breakfast | | |
| | | | | | Lunch | | |
| | | | | | Dinner | | |
| | | | | | Bedtime | | |

| DATE | TIME | SYSTOLIC | DIASTOLIC | HEART RATE | MEAL | BEFORE | AFTER |
|------|------|----------|-----------|------------|------|--------|-------|
| WED _____ _____ _____ | | | | | Breakfast | | |
| | | | | | Lunch | | |
| | | | | | Dinner | | |
| | | | | | Bedtime | | |

| DATE | TIME | SYSTOLIC | DIASTOLIC | HEART RATE | MEAL | BEFORE | AFTER |
|------|------|----------|-----------|------------|------|--------|-------|
| THU _____ _____ _____ | | | | | Breakfast | | |
| | | | | | Lunch | | |
| | | | | | Dinner | | |
| | | | | | Bedtime | | |

| | BLOOD PRESSURE | | | | BLOOD SUGAR | | |

| DATE | TIME | SYSTOLIC | DIASTOLIC | HEART RATE | MEAL | BEFORE | AFTER |
|---|---|---|---|---|---|---|---|
| FRI | | | | | Breakfast | | |
| ___ | | | | | Lunch | | |
| ___ | | | | | Dinner | | |
| ___ | | | | | Bedtime | | |

| DATE | TIME | SYSTOLIC | DIASTOLIC | HEART RATE | MEAL | BEFORE | AFTER |
|---|---|---|---|---|---|---|---|
| SAT | | | | | Breakfast | | |
| ___ | | | | | Lunch | | |
| ___ | | | | | Dinner | | |
| ___ | | | | | Bedtime | | |

| DATE | TIME | SYSTOLIC | DIASTOLIC | HEART RATE | MEAL | BEFORE | AFTER |
|---|---|---|---|---|---|---|---|
| SUN | | | | | Breakfast | | |
| ___ | | | | | Lunch | | |
| ___ | | | | | Dinner | | |
| ___ | | | | | Bedtime | | |

NOTES

**Week** [          ]  **Weight** [          ]

## BLOOD PRESSURE          ## BLOOD SUGAR

| DATE | TIME | SYSTOLIC | DIASTOLIC | HEART RATE | MEAL | BEFORE | AFTER |
|------|------|----------|-----------|------------|------|--------|-------|
| MON ___ ___ ___ | | | | | Breakfast | | |
| | | | | | Lunch | | |
| | | | | | Dinner | | |
| | | | | | Bedtime | | |

| DATE | TIME | SYSTOLIC | DIASTOLIC | HEART RATE | MEAL | BEFORE | AFTER |
|------|------|----------|-----------|------------|------|--------|-------|
| TUE ___ ___ ___ | | | | | Breakfast | | |
| | | | | | Lunch | | |
| | | | | | Dinner | | |
| | | | | | Bedtime | | |

| DATE | TIME | SYSTOLIC | DIASTOLIC | HEART RATE | MEAL | BEFORE | AFTER |
|------|------|----------|-----------|------------|------|--------|-------|
| WED ___ ___ ___ | | | | | Breakfast | | |
| | | | | | Lunch | | |
| | | | | | Dinner | | |
| | | | | | Bedtime | | |

| DATE | TIME | SYSTOLIC | DIASTOLIC | HEART RATE | MEAL | BEFORE | AFTER |
|------|------|----------|-----------|------------|------|--------|-------|
| THU ___ ___ ___ | | | | | Breakfast | | |
| | | | | | Lunch | | |
| | | | | | Dinner | | |
| | | | | | Bedtime | | |

| | | BLOOD PRESSURE | | | BLOOD SUGAR | | |
|---|---|---|---|---|---|---|---|

| DATE | TIME | SYSTOLIC | DIASTOLIC | HEART RATE | MEAL | BEFORE | AFTER |
|---|---|---|---|---|---|---|---|
| FRI | | | | | Breakfast | | |
| ___ | | | | | Lunch | | |
| ___ | | | | | Dinner | | |
| ___ | | | | | Bedtime | | |

| DATE | TIME | SYSTOLIC | DIASTOLIC | HEART RATE | MEAL | BEFORE | AFTER |
|---|---|---|---|---|---|---|---|
| SAT | | | | | Breakfast | | |
| ___ | | | | | Lunch | | |
| ___ | | | | | Dinner | | |
| ___ | | | | | Bedtime | | |

| DATE | TIME | SYSTOLIC | DIASTOLIC | HEART RATE | MEAL | BEFORE | AFTER |
|---|---|---|---|---|---|---|---|
| SUN | | | | | Breakfast | | |
| ___ | | | | | Lunch | | |
| ___ | | | | | Dinner | | |
| ___ | | | | | Bedtime | | |

NOTES

**Week** _____  **Weight** _____

|  | BLOOD PRESSURE | | | | BLOOD SUGAR | | |

| DATE | TIME | SYSTOLIC | DIASTOLIC | HEART RATE | MEAL | BEFORE | AFTER |
|---|---|---|---|---|---|---|---|
| MON | | | | | Breakfast | | |
| ____ | | | | | Lunch | | |
| ____ | | | | | Dinner | | |
| ____ | | | | | Bedtime | | |

| DATE | TIME | SYSTOLIC | DIASTOLIC | HEART RATE | MEAL | BEFORE | AFTER |
|---|---|---|---|---|---|---|---|
| TUE | | | | | Breakfast | | |
| ____ | | | | | Lunch | | |
| ____ | | | | | Dinner | | |
| ____ | | | | | Bedtime | | |

| DATE | TIME | SYSTOLIC | DIASTOLIC | HEART RATE | MEAL | BEFORE | AFTER |
|---|---|---|---|---|---|---|---|
| WED | | | | | Breakfast | | |
| ____ | | | | | Lunch | | |
| ____ | | | | | Dinner | | |
| ____ | | | | | Bedtime | | |

| DATE | TIME | SYSTOLIC | DIASTOLIC | HEART RATE | MEAL | BEFORE | AFTER |
|---|---|---|---|---|---|---|---|
| THU | | | | | Breakfast | | |
| ____ | | | | | Lunch | | |
| ____ | | | | | Dinner | | |
| ____ | | | | | Bedtime | | |

| | | BLOOD PRESSURE | | | BLOOD SUGAR | | |

| DATE | TIME | SYSTOLIC | DIASTOLIC | HEART RATE | MEAL | BEFORE | AFTER |
|------|------|----------|-----------|------------|------|--------|-------|
| FRI ___ ___ ___ | | | | | Breakfast | | |
| | | | | | Lunch | | |
| | | | | | Dinner | | |
| | | | | | Bedtime | | |

| DATE | TIME | SYSTOLIC | DIASTOLIC | HEART RATE | MEAL | BEFORE | AFTER |
|------|------|----------|-----------|------------|------|--------|-------|
| SAT ___ ___ ___ | | | | | Breakfast | | |
| | | | | | Lunch | | |
| | | | | | Dinner | | |
| | | | | | Bedtime | | |

| DATE | TIME | SYSTOLIC | DIASTOLIC | HEART RATE | MEAL | BEFORE | AFTER |
|------|------|----------|-----------|------------|------|--------|-------|
| SUN ___ ___ ___ | | | | | Breakfast | | |
| | | | | | Lunch | | |
| | | | | | Dinner | | |
| | | | | | Bedtime | | |

NOTES

| Week | | | | Weight | | |

## BLOOD PRESSURE | BLOOD SUGAR

| DATE | TIME | SYSTOLIC | DIASTOLIC | HEART RATE | MEAL | BEFORE | AFTER |
|---|---|---|---|---|---|---|---|
| MON | | | | | Breakfast | | |
| ___ | | | | | Lunch | | |
| ___ | | | | | Dinner | | |
| ___ | | | | | Bedtime | | |

| DATE | TIME | SYSTOLIC | DIASTOLIC | HEART RATE | MEAL | BEFORE | AFTER |
|---|---|---|---|---|---|---|---|
| TUE | | | | | Breakfast | | |
| ___ | | | | | Lunch | | |
| ___ | | | | | Dinner | | |
| ___ | | | | | Bedtime | | |

| DATE | TIME | SYSTOLIC | DIASTOLIC | HEART RATE | MEAL | BEFORE | AFTER |
|---|---|---|---|---|---|---|---|
| WED | | | | | Breakfast | | |
| ___ | | | | | Lunch | | |
| ___ | | | | | Dinner | | |
| ___ | | | | | Bedtime | | |

| DATE | TIME | SYSTOLIC | DIASTOLIC | HEART RATE | MEAL | BEFORE | AFTER |
|---|---|---|---|---|---|---|---|
| THU | | | | | Breakfast | | |
| ___ | | | | | Lunch | | |
| ___ | | | | | Dinner | | |
| ___ | | | | | Bedtime | | |

## BLOOD PRESSURE      BLOOD SUGAR

| DATE | TIME | SYSTOLIC | DIASTOLIC | HEART RATE | MEAL | BEFORE | AFTER |
|------|------|----------|-----------|------------|------|--------|-------|
| FRI ___ ___ ___ | | | | | Breakfast | | |
| | | | | | Lunch | | |
| | | | | | Dinner | | |
| | | | | | Bedtime | | |

| DATE | TIME | SYSTOLIC | DIASTOLIC | HEART RATE | MEAL | BEFORE | AFTER |
|------|------|----------|-----------|------------|------|--------|-------|
| SAT ___ ___ ___ | | | | | Breakfast | | |
| | | | | | Lunch | | |
| | | | | | Dinner | | |
| | | | | | Bedtime | | |

| DATE | TIME | SYSTOLIC | DIASTOLIC | HEART RATE | MEAL | BEFORE | AFTER |
|------|------|----------|-----------|------------|------|--------|-------|
| SUN ___ ___ ___ | | | | | Breakfast | | |
| | | | | | Lunch | | |
| | | | | | Dinner | | |
| | | | | | Bedtime | | |

**NOTES**

| Week | | Weight | |
|---|---|---|---|

## BLOOD PRESSURE

## BLOOD SUGAR

| DATE | TIME | SYSTOLIC | DIASTOLIC | HEART RATE | MEAL | BEFORE | AFTER |
|---|---|---|---|---|---|---|---|
| MON | | | | | Breakfast | | |
| ____ | | | | | Lunch | | |
| ____ | | | | | Dinner | | |
| ____ | | | | | Bedtime | | |

| DATE | TIME | SYSTOLIC | DIASTOLIC | HEART RATE | MEAL | BEFORE | AFTER |
|---|---|---|---|---|---|---|---|
| TUE | | | | | Breakfast | | |
| ____ | | | | | Lunch | | |
| ____ | | | | | Dinner | | |
| ____ | | | | | Bedtime | | |

| DATE | TIME | SYSTOLIC | DIASTOLIC | HEART RATE | MEAL | BEFORE | AFTER |
|---|---|---|---|---|---|---|---|
| WED | | | | | Breakfast | | |
| ____ | | | | | Lunch | | |
| ____ | | | | | Dinner | | |
| ____ | | | | | Bedtime | | |

| DATE | TIME | SYSTOLIC | DIASTOLIC | HEART RATE | MEAL | BEFORE | AFTER |
|---|---|---|---|---|---|---|---|
| THU | | | | | Breakfast | | |
| ____ | | | | | Lunch | | |
| ____ | | | | | Dinner | | |
| ____ | | | | | Bedtime | | |

| | **BLOOD PRESSURE** | | | | **BLOOD SUGAR** | |
|---|---|---|---|---|---|---|

| DATE | TIME | SYSTOLIC | DIASTOLIC | HEART RATE | MEAL | BEFORE | AFTER |
|---|---|---|---|---|---|---|---|
| FRI | | | | | Breakfast | | |
| ____ | | | | | Lunch | | |
| ____ | | | | | Dinner | | |
| ____ | | | | | Bedtime | | |

| DATE | TIME | SYSTOLIC | DIASTOLIC | HEART RATE | MEAL | BEFORE | AFTER |
|---|---|---|---|---|---|---|---|
| SAT | | | | | Breakfast | | |
| ____ | | | | | Lunch | | |
| ____ | | | | | Dinner | | |
| ____ | | | | | Bedtime | | |

| DATE | TIME | SYSTOLIC | DIASTOLIC | HEART RATE | MEAL | BEFORE | AFTER |
|---|---|---|---|---|---|---|---|
| SUN | | | | | Breakfast | | |
| ____ | | | | | Lunch | | |
| ____ | | | | | Dinner | | |
| ____ | | | | | Bedtime | | |

**NOTES**

# Week [          ] 🩸 Weight [          ]

## BLOOD PRESSURE     BLOOD SUGAR

| DATE | TIME | SYSTOLIC | DIASTOLIC | HEART RATE | MEAL | BEFORE | AFTER |
|------|------|----------|-----------|------------|------|--------|-------|
| MON ___ ___ ___ | | | | | Breakfast | | |
| | | | | | Lunch | | |
| | | | | | Dinner | | |
| | | | | | Bedtime | | |

| DATE | TIME | SYSTOLIC | DIASTOLIC | HEART RATE | MEAL | BEFORE | AFTER |
|------|------|----------|-----------|------------|------|--------|-------|
| TUE ___ ___ ___ | | | | | Breakfast | | |
| | | | | | Lunch | | |
| | | | | | Dinner | | |
| | | | | | Bedtime | | |

| DATE | TIME | SYSTOLIC | DIASTOLIC | HEART RATE | MEAL | BEFORE | AFTER |
|------|------|----------|-----------|------------|------|--------|-------|
| WED ___ ___ ___ | | | | | Breakfast | | |
| | | | | | Lunch | | |
| | | | | | Dinner | | |
| | | | | | Bedtime | | |

| DATE | TIME | SYSTOLIC | DIASTOLIC | HEART RATE | MEAL | BEFORE | AFTER |
|------|------|----------|-----------|------------|------|--------|-------|
| THU ___ ___ ___ | | | | | Breakfast | | |
| | | | | | Lunch | | |
| | | | | | Dinner | | |
| | | | | | Bedtime | | |

| | BLOOD PRESSURE | | | BLOOD SUGAR | |
|---|---|---|---|---|---|

| DATE | TIME | SYSTOLIC | DIASTOLIC | HEART RATE | MEAL | BEFORE | AFTER |
|---|---|---|---|---|---|---|---|
| FRI | | | | | Breakfast | | |
| | | | | | Lunch | | |
| ___ | | | | | Dinner | | |
| ___ | | | | | Bedtime | | |
| ___ | | | | | | | |

| DATE | TIME | SYSTOLIC | DIASTOLIC | HEART RATE | MEAL | BEFORE | AFTER |
|---|---|---|---|---|---|---|---|
| SAT | | | | | Breakfast | | |
| | | | | | Lunch | | |
| ___ | | | | | Dinner | | |
| ___ | | | | | Bedtime | | |
| ___ | | | | | | | |

| DATE | TIME | SYSTOLIC | DIASTOLIC | HEART RATE | MEAL | BEFORE | AFTER |
|---|---|---|---|---|---|---|---|
| SUN | | | | | Breakfast | | |
| | | | | | Lunch | | |
| ___ | | | | | Dinner | | |
| ___ | | | | | Bedtime | | |
| ___ | | | | | | | |

NOTES

| Week | | Weight | |
|------|--|--------|--|

## BLOOD PRESSURE · BLOOD SUGAR

| DATE | TIME | SYSTOLIC | DIASTOLIC | HEART RATE | MEAL | BEFORE | AFTER |
|------|------|----------|-----------|------------|------|--------|-------|
| MON |  |  |  |  | Breakfast |  |  |
| ____ |  |  |  |  | Lunch |  |  |
| ____ |  |  |  |  | Dinner |  |  |
| ____ |  |  |  |  | Bedtime |  |  |

| DATE | TIME | SYSTOLIC | DIASTOLIC | HEART RATE | MEAL | BEFORE | AFTER |
|------|------|----------|-----------|------------|------|--------|-------|
| TUE |  |  |  |  | Breakfast |  |  |
| ____ |  |  |  |  | Lunch |  |  |
| ____ |  |  |  |  | Dinner |  |  |
| ____ |  |  |  |  | Bedtime |  |  |

| DATE | TIME | SYSTOLIC | DIASTOLIC | HEART RATE | MEAL | BEFORE | AFTER |
|------|------|----------|-----------|------------|------|--------|-------|
| WED |  |  |  |  | Breakfast |  |  |
| ____ |  |  |  |  | Lunch |  |  |
| ____ |  |  |  |  | Dinner |  |  |
| ____ |  |  |  |  | Bedtime |  |  |

| DATE | TIME | SYSTOLIC | DIASTOLIC | HEART RATE | MEAL | BEFORE | AFTER |
|------|------|----------|-----------|------------|------|--------|-------|
| THU |  |  |  |  | Breakfast |  |  |
| ____ |  |  |  |  | Lunch |  |  |
| ____ |  |  |  |  | Dinner |  |  |
| ____ |  |  |  |  | Bedtime |  |  |

| | **BLOOD PRESSURE** | | | **BLOOD SUGAR** | |
| --- | --- | --- | --- | --- | --- | --- |

| DATE | TIME | SYSTOLIC | DIASTOLIC | HEART RATE | MEAL | BEFORE | AFTER |
| --- | --- | --- | --- | --- | --- | --- | --- |
| FRI | | | | | Breakfast | | |
| ___ | | | | | Lunch | | |
| ___ | | | | | Dinner | | |
| ___ | | | | | Bedtime | | |

| DATE | TIME | SYSTOLIC | DIASTOLIC | HEART RATE | MEAL | BEFORE | AFTER |
| --- | --- | --- | --- | --- | --- | --- | --- |
| SAT | | | | | Breakfast | | |
| ___ | | | | | Lunch | | |
| ___ | | | | | Dinner | | |
| ___ | | | | | Bedtime | | |

| DATE | TIME | SYSTOLIC | DIASTOLIC | HEART RATE | MEAL | BEFORE | AFTER |
| --- | --- | --- | --- | --- | --- | --- | --- |
| SUN | | | | | Breakfast | | |
| ___ | | | | | Lunch | | |
| ___ | | | | | Dinner | | |
| ___ | | | | | Bedtime | | |

**NOTES**

| Week | | | Weight | |

## BLOOD PRESSURE          BLOOD SUGAR

| DATE | TIME | SYSTOLIC | DIASTOLIC | HEART RATE | MEAL | BEFORE | AFTER |
|------|------|----------|-----------|------------|------|--------|-------|
| MON | | | | | Breakfast | | |
| ____ | | | | | Lunch | | |
| ____ | | | | | Dinner | | |
| ____ | | | | | Bedtime | | |

| DATE | TIME | SYSTOLIC | DIASTOLIC | HEART RATE | MEAL | BEFORE | AFTER |
|------|------|----------|-----------|------------|------|--------|-------|
| TUE | | | | | Breakfast | | |
| ____ | | | | | Lunch | | |
| ____ | | | | | Dinner | | |
| ____ | | | | | Bedtime | | |

| DATE | TIME | SYSTOLIC | DIASTOLIC | HEART RATE | MEAL | BEFORE | AFTER |
|------|------|----------|-----------|------------|------|--------|-------|
| WED | | | | | Breakfast | | |
| ____ | | | | | Lunch | | |
| ____ | | | | | Dinner | | |
| ____ | | | | | Bedtime | | |

| DATE | TIME | SYSTOLIC | DIASTOLIC | HEART RATE | MEAL | BEFORE | AFTER |
|------|------|----------|-----------|------------|------|--------|-------|
| THU | | | | | Breakfast | | |
| ____ | | | | | Lunch | | |
| ____ | | | | | Dinner | | |
| ____ | | | | | Bedtime | | |

|  | | BLOOD PRESSURE | | | BLOOD SUGAR | | |

| DATE | TIME | SYSTOLIC | DIASTOLIC | HEART RATE | MEAL | BEFORE | AFTER |
|---|---|---|---|---|---|---|---|
| FRI | | | | | Breakfast | | |
| ___ | | | | | Lunch | | |
| ___ | | | | | Dinner | | |
| ___ | | | | | Bedtime | | |

| DATE | TIME | SYSTOLIC | DIASTOLIC | HEART RATE | MEAL | BEFORE | AFTER |
|---|---|---|---|---|---|---|---|
| SAT | | | | | Breakfast | | |
| ___ | | | | | Lunch | | |
| ___ | | | | | Dinner | | |
| ___ | | | | | Bedtime | | |

| DATE | TIME | SYSTOLIC | DIASTOLIC | HEART RATE | MEAL | BEFORE | AFTER |
|---|---|---|---|---|---|---|---|
| SUN | | | | | Breakfast | | |
| ___ | | | | | Lunch | | |
| ___ | | | | | Dinner | | |
| ___ | | | | | Bedtime | | |

NOTES

| Week | | | | Weight | | |

## BLOOD PRESSURE     BLOOD SUGAR

| DATE | TIME | SYSTOLIC | DIASTOLIC | HEART RATE | MEAL | BEFORE | AFTER |
|------|------|----------|-----------|------------|------|--------|-------|
| MON |  |  |  |  | Breakfast |  |  |
| ____ |  |  |  |  | Lunch |  |  |
| ____ |  |  |  |  | Dinner |  |  |
| ____ |  |  |  |  | Bedtime |  |  |

| DATE | TIME | SYSTOLIC | DIASTOLIC | HEART RATE | MEAL | BEFORE | AFTER |
|------|------|----------|-----------|------------|------|--------|-------|
| TUE |  |  |  |  | Breakfast |  |  |
| ____ |  |  |  |  | Lunch |  |  |
| ____ |  |  |  |  | Dinner |  |  |
| ____ |  |  |  |  | Bedtime |  |  |

| DATE | TIME | SYSTOLIC | DIASTOLIC | HEART RATE | MEAL | BEFORE | AFTER |
|------|------|----------|-----------|------------|------|--------|-------|
| WED |  |  |  |  | Breakfast |  |  |
| ____ |  |  |  |  | Lunch |  |  |
| ____ |  |  |  |  | Dinner |  |  |
| ____ |  |  |  |  | Bedtime |  |  |

| DATE | TIME | SYSTOLIC | DIASTOLIC | HEART RATE | MEAL | BEFORE | AFTER |
|------|------|----------|-----------|------------|------|--------|-------|
| THU |  |  |  |  | Breakfast |  |  |
| ____ |  |  |  |  | Lunch |  |  |
| ____ |  |  |  |  | Dinner |  |  |
| ____ |  |  |  |  | Bedtime |  |  |

| | BLOOD PRESSURE | | | | BLOOD SUGAR | | |
|---|---|---|---|---|---|---|---|

| DATE | TIME | SYSTOLIC | DIASTOLIC | HEART RATE | MEAL | BEFORE | AFTER |
|---|---|---|---|---|---|---|---|
| FRI | | | | | Breakfast | | |
| ___ | | | | | Lunch | | |
| ___ | | | | | Dinner | | |
| ___ | | | | | Bedtime | | |

| DATE | TIME | SYSTOLIC | DIASTOLIC | HEART RATE | MEAL | BEFORE | AFTER |
|---|---|---|---|---|---|---|---|
| SAT | | | | | Breakfast | | |
| ___ | | | | | Lunch | | |
| ___ | | | | | Dinner | | |
| ___ | | | | | Bedtime | | |

| DATE | TIME | SYSTOLIC | DIASTOLIC | HEART RATE | MEAL | BEFORE | AFTER |
|---|---|---|---|---|---|---|---|
| SUN | | | | | Breakfast | | |
| ___ | | | | | Lunch | | |
| ___ | | | | | Dinner | | |
| ___ | | | | | Bedtime | | |

NOTES

**Week** [_____]  ⚕  **Weight** [_____]

|  | BLOOD PRESSURE | | | | BLOOD SUGAR | | |
| --- | --- | --- | --- | --- | --- | --- | --- |
| **DATE** | **TIME** | **SYSTOLIC** | **DIASTOLIC** | **HEART RATE** | **MEAL** | **BEFORE** | **AFTER** |
| **MON** <br> ____ <br> ____ <br> ____ | | | | | Breakfast | | |
| | | | | | Lunch | | |
| | | | | | Dinner | | |
| | | | | | Bedtime | | |

|  | BLOOD PRESSURE | | | | BLOOD SUGAR | | |
| --- | --- | --- | --- | --- | --- | --- | --- |
| **DATE** | **TIME** | **SYSTOLIC** | **DIASTOLIC** | **HEART RATE** | **MEAL** | **BEFORE** | **AFTER** |
| **TUE** <br> ____ <br> ____ <br> ____ | | | | | Breakfast | | |
| | | | | | Lunch | | |
| | | | | | Dinner | | |
| | | | | | Bedtime | | |

|  | BLOOD PRESSURE | | | | BLOOD SUGAR | | |
| --- | --- | --- | --- | --- | --- | --- | --- |
| **DATE** | **TIME** | **SYSTOLIC** | **DIASTOLIC** | **HEART RATE** | **MEAL** | **BEFORE** | **AFTER** |
| **WED** <br> ____ <br> ____ <br> ____ | | | | | Breakfast | | |
| | | | | | Lunch | | |
| | | | | | Dinner | | |
| | | | | | Bedtime | | |

|  | BLOOD PRESSURE | | | | BLOOD SUGAR | | |
| --- | --- | --- | --- | --- | --- | --- | --- |
| **DATE** | **TIME** | **SYSTOLIC** | **DIASTOLIC** | **HEART RATE** | **MEAL** | **BEFORE** | **AFTER** |
| **THU** <br> ____ <br> ____ <br> ____ | | | | | Breakfast | | |
| | | | | | Lunch | | |
| | | | | | Dinner | | |
| | | | | | Bedtime | | |

| | | BLOOD PRESSURE | | | | BLOOD SUGAR | |
|---|---|---|---|---|---|---|---|

| DATE | TIME | SYSTOLIC | DIASTOLIC | HEART RATE | MEAL | BEFORE | AFTER |
|---|---|---|---|---|---|---|---|
| FRI | | | | | Breakfast | | |
| ___ | | | | | Lunch | | |
| ___ | | | | | Dinner | | |
| ___ | | | | | Bedtime | | |

| DATE | TIME | SYSTOLIC | DIASTOLIC | HEART RATE | MEAL | BEFORE | AFTER |
|---|---|---|---|---|---|---|---|
| SAT | | | | | Breakfast | | |
| ___ | | | | | Lunch | | |
| ___ | | | | | Dinner | | |
| ___ | | | | | Bedtime | | |

| DATE | TIME | SYSTOLIC | DIASTOLIC | HEART RATE | MEAL | BEFORE | AFTER |
|---|---|---|---|---|---|---|---|
| SUN | | | | | Breakfast | | |
| ___ | | | | | Lunch | | |
| ___ | | | | | Dinner | | |
| ___ | | | | | Bedtime | | |

NOTES

| Week | | Weight | |
|------|--|--------|--|

## BLOOD PRESSURE    BLOOD SUGAR

| DATE | TIME | SYSTOLIC | DIASTOLIC | HEART RATE | MEAL | BEFORE | AFTER |
|------|------|----------|-----------|------------|------|--------|-------|
| MON | | | | | Breakfast | | |
| ____ | | | | | Lunch | | |
| ____ | | | | | Dinner | | |
| ____ | | | | | Bedtime | | |

| DATE | TIME | SYSTOLIC | DIASTOLIC | HEART RATE | MEAL | BEFORE | AFTER |
|------|------|----------|-----------|------------|------|--------|-------|
| TUE | | | | | Breakfast | | |
| ____ | | | | | Lunch | | |
| ____ | | | | | Dinner | | |
| ____ | | | | | Bedtime | | |

| DATE | TIME | SYSTOLIC | DIASTOLIC | HEART RATE | MEAL | BEFORE | AFTER |
|------|------|----------|-----------|------------|------|--------|-------|
| WED | | | | | Breakfast | | |
| ____ | | | | | Lunch | | |
| ____ | | | | | Dinner | | |
| ____ | | | | | Bedtime | | |

| DATE | TIME | SYSTOLIC | DIASTOLIC | HEART RATE | MEAL | BEFORE | AFTER |
|------|------|----------|-----------|------------|------|--------|-------|
| THU | | | | | Breakfast | | |
| ____ | | | | | Lunch | | |
| ____ | | | | | Dinner | | |
| ____ | | | | | Bedtime | | |

| | **BLOOD PRESSURE** | | | | **BLOOD SUGAR** | |
|---|---|---|---|---|---|---|

| DATE | TIME | SYSTOLIC | DIASTOLIC | HEART RATE | MEAL | BEFORE | AFTER |
|---|---|---|---|---|---|---|---|
| FRI | | | | | Breakfast | | |
| ___ | | | | | Lunch | | |
| ___ | | | | | Dinner | | |
| ___ | | | | | Bedtime | | |

| DATE | TIME | SYSTOLIC | DIASTOLIC | HEART RATE | MEAL | BEFORE | AFTER |
|---|---|---|---|---|---|---|---|
| SAT | | | | | Breakfast | | |
| ___ | | | | | Lunch | | |
| ___ | | | | | Dinner | | |
| ___ | | | | | Bedtime | | |

| DATE | TIME | SYSTOLIC | DIASTOLIC | HEART RATE | MEAL | BEFORE | AFTER |
|---|---|---|---|---|---|---|---|
| SUN | | | | | Breakfast | | |
| ___ | | | | | Lunch | | |
| ___ | | | | | Dinner | | |
| ___ | | | | | Bedtime | | |

NOTES

| Week | | | Weight | | |

| | BLOOD PRESSURE | | | | BLOOD SUGAR | | |

| DATE | TIME | SYSTOLIC | DIASTOLIC | HEART RATE | MEAL | BEFORE | AFTER |
|------|------|----------|-----------|------------|------|--------|-------|
| MON | | | | | Breakfast | | |
| ___ | | | | | Lunch | | |
| ___ | | | | | Dinner | | |
| ___ | | | | | Bedtime | | |

| DATE | TIME | SYSTOLIC | DIASTOLIC | HEART RATE | MEAL | BEFORE | AFTER |
|------|------|----------|-----------|------------|------|--------|-------|
| TUE | | | | | Breakfast | | |
| ___ | | | | | Lunch | | |
| ___ | | | | | Dinner | | |
| ___ | | | | | Bedtime | | |

| DATE | TIME | SYSTOLIC | DIASTOLIC | HEART RATE | MEAL | BEFORE | AFTER |
|------|------|----------|-----------|------------|------|--------|-------|
| WED | | | | | Breakfast | | |
| ___ | | | | | Lunch | | |
| ___ | | | | | Dinner | | |
| ___ | | | | | Bedtime | | |

| DATE | TIME | SYSTOLIC | DIASTOLIC | HEART RATE | MEAL | BEFORE | AFTER |
|------|------|----------|-----------|------------|------|--------|-------|
| THU | | | | | Breakfast | | |
| ___ | | | | | Lunch | | |
| ___ | | | | | Dinner | | |
| ___ | | | | | Bedtime | | |

| | | BLOOD PRESSURE | | | BLOOD SUGAR | | |
|---|---|---|---|---|---|---|---|

| DATE | TIME | SYSTOLIC | DIASTOLIC | HEART RATE | MEAL | BEFORE | AFTER |
|---|---|---|---|---|---|---|---|
| FRI | | | | | Breakfast | | |
| ___ | | | | | Lunch | | |
| ___ | | | | | Dinner | | |
| ___ | | | | | Bedtime | | |

| DATE | TIME | SYSTOLIC | DIASTOLIC | HEART RATE | MEAL | BEFORE | AFTER |
|---|---|---|---|---|---|---|---|
| SAT | | | | | Breakfast | | |
| ___ | | | | | Lunch | | |
| ___ | | | | | Dinner | | |
| ___ | | | | | Bedtime | | |

| DATE | TIME | SYSTOLIC | DIASTOLIC | HEART RATE | MEAL | BEFORE | AFTER |
|---|---|---|---|---|---|---|---|
| SUN | | | | | Breakfast | | |
| ___ | | | | | Lunch | | |
| ___ | | | | | Dinner | | |
| ___ | | | | | Bedtime | | |

NOTES

**Week** [          ] **Weight** [          ]

|  | BLOOD PRESSURE | | | | BLOOD SUGAR | | |
|---|---|---|---|---|---|---|---|
| **DATE** | **TIME** | **SYSTOLIC** | **DIASTOLIC** | **HEART RATE** | **MEAL** | **BEFORE** | **AFTER** |
| MON | | | | | Breakfast | | |
| ____ | | | | | Lunch | | |
| ____ | | | | | Dinner | | |
| ____ | | | | | Bedtime | | |

| **DATE** | **TIME** | **SYSTOLIC** | **DIASTOLIC** | **HEART RATE** | **MEAL** | **BEFORE** | **AFTER** |
|---|---|---|---|---|---|---|---|
| TUE | | | | | Breakfast | | |
| ____ | | | | | Lunch | | |
| ____ | | | | | Dinner | | |
| ____ | | | | | Bedtime | | |

| **DATE** | **TIME** | **SYSTOLIC** | **DIASTOLIC** | **HEART RATE** | **MEAL** | **BEFORE** | **AFTER** |
|---|---|---|---|---|---|---|---|
| WED | | | | | Breakfast | | |
| ____ | | | | | Lunch | | |
| ____ | | | | | Dinner | | |
| ____ | | | | | Bedtime | | |

| **DATE** | **TIME** | **SYSTOLIC** | **DIASTOLIC** | **HEART RATE** | **MEAL** | **BEFORE** | **AFTER** |
|---|---|---|---|---|---|---|---|
| THU | | | | | Breakfast | | |
| ____ | | | | | Lunch | | |
| ____ | | | | | Dinner | | |
| ____ | | | | | Bedtime | | |

| | BLOOD PRESSURE | | | BLOOD SUGAR | |
|---|---|---|---|---|---|

**DATE**

**FRI**
____
____
____

| TIME | SYSTOLIC | DIASTOLIC | HEART RATE | MEAL | BEFORE | AFTER |
|---|---|---|---|---|---|---|
| | | | | Breakfast | | |
| | | | | Lunch | | |
| | | | | Dinner | | |
| | | | | Bedtime | | |

**DATE**

**SAT**
____
____
____

| TIME | SYSTOLIC | DIASTOLIC | HEART RATE | MEAL | BEFORE | AFTER |
|---|---|---|---|---|---|---|
| | | | | Breakfast | | |
| | | | | Lunch | | |
| | | | | Dinner | | |
| | | | | Bedtime | | |

**DATE**

**SUN**
____
____
____

| TIME | SYSTOLIC | DIASTOLIC | HEART RATE | MEAL | BEFORE | AFTER |
|---|---|---|---|---|---|---|
| | | | | Breakfast | | |
| | | | | Lunch | | |
| | | | | Dinner | | |
| | | | | Bedtime | | |

**NOTES**

_____
_____
_____
_____
_____
_____
_____
_____
_____

**Week** [＿＿＿＿＿] **Weight** [＿＿＿＿＿]

## BLOOD PRESSURE | BLOOD SUGAR

| DATE | TIME | SYSTOLIC | DIASTOLIC | HEART RATE | MEAL | BEFORE | AFTER |
|------|------|----------|-----------|------------|------|--------|-------|
| MON | | | | | Breakfast | | |
| ＿＿ | | | | | Lunch | | |
| ＿＿ | | | | | Dinner | | |
| ＿＿ | | | | | Bedtime | | |

| DATE | TIME | SYSTOLIC | DIASTOLIC | HEART RATE | MEAL | BEFORE | AFTER |
|------|------|----------|-----------|------------|------|--------|-------|
| TUE | | | | | Breakfast | | |
| ＿＿ | | | | | Lunch | | |
| ＿＿ | | | | | Dinner | | |
| ＿＿ | | | | | Bedtime | | |

| DATE | TIME | SYSTOLIC | DIASTOLIC | HEART RATE | MEAL | BEFORE | AFTER |
|------|------|----------|-----------|------------|------|--------|-------|
| WED | | | | | Breakfast | | |
| ＿＿ | | | | | Lunch | | |
| ＿＿ | | | | | Dinner | | |
| ＿＿ | | | | | Bedtime | | |

| DATE | TIME | SYSTOLIC | DIASTOLIC | HEART RATE | MEAL | BEFORE | AFTER |
|------|------|----------|-----------|------------|------|--------|-------|
| THU | | | | | Breakfast | | |
| ＿＿ | | | | | Lunch | | |
| ＿＿ | | | | | Dinner | | |
| ＿＿ | | | | | Bedtime | | |

| | | BLOOD PRESSURE | | | | BLOOD SUGAR | |
|---|---|---|---|---|---|---|---|

| DATE | TIME | SYSTOLIC | DIASTOLIC | HEART RATE | MEAL | BEFORE | AFTER |
|---|---|---|---|---|---|---|---|
| FRI | | | | | Breakfast | | |
| ___ | | | | | Lunch | | |
| ___ | | | | | Dinner | | |
| ___ | | | | | Bedtime | | |

| DATE | TIME | SYSTOLIC | DIASTOLIC | HEART RATE | MEAL | BEFORE | AFTER |
|---|---|---|---|---|---|---|---|
| SAT | | | | | Breakfast | | |
| ___ | | | | | Lunch | | |
| ___ | | | | | Dinner | | |
| ___ | | | | | Bedtime | | |

| DATE | TIME | SYSTOLIC | DIASTOLIC | HEART RATE | MEAL | BEFORE | AFTER |
|---|---|---|---|---|---|---|---|
| SUN | | | | | Breakfast | | |
| ___ | | | | | Lunch | | |
| ___ | | | | | Dinner | | |
| ___ | | | | | Bedtime | | |

NOTES

**Week** [           ]     **Weight** [           ]

| | BLOOD PRESSURE | | | | BLOOD SUGAR | | |
|---|---|---|---|---|---|---|---|

| DATE | TIME | SYSTOLIC | DIASTOLIC | HEART RATE | MEAL | BEFORE | AFTER |
|---|---|---|---|---|---|---|---|
| MON | | | | | Breakfast | | |
| ___ | | | | | Lunch | | |
| ___ | | | | | Dinner | | |
| ___ | | | | | Bedtime | | |

| DATE | TIME | SYSTOLIC | DIASTOLIC | HEART RATE | MEAL | BEFORE | AFTER |
|---|---|---|---|---|---|---|---|
| TUE | | | | | Breakfast | | |
| ___ | | | | | Lunch | | |
| ___ | | | | | Dinner | | |
| ___ | | | | | Bedtime | | |

| DATE | TIME | SYSTOLIC | DIASTOLIC | HEART RATE | MEAL | BEFORE | AFTER |
|---|---|---|---|---|---|---|---|
| WED | | | | | Breakfast | | |
| ___ | | | | | Lunch | | |
| ___ | | | | | Dinner | | |
| ___ | | | | | Bedtime | | |

| DATE | TIME | SYSTOLIC | DIASTOLIC | HEART RATE | MEAL | BEFORE | AFTER |
|---|---|---|---|---|---|---|---|
| THU | | | | | Breakfast | | |
| ___ | | | | | Lunch | | |
| ___ | | | | | Dinner | | |
| ___ | | | | | Bedtime | | |

| | | BLOOD PRESSURE | | | | BLOOD SUGAR | |
| --- | --- | --- | --- | --- | --- | --- | --- |

| DATE | TIME | SYSTOLIC | DIASTOLIC | HEART RATE | MEAL | BEFORE | AFTER |
| --- | --- | --- | --- | --- | --- | --- | --- |
| FRI ___ ___ ___ | | | | | Breakfast | | |
| | | | | | Lunch | | |
| | | | | | Dinner | | |
| | | | | | Bedtime | | |

| DATE | TIME | SYSTOLIC | DIASTOLIC | HEART RATE | MEAL | BEFORE | AFTER |
| --- | --- | --- | --- | --- | --- | --- | --- |
| SAT ___ ___ ___ | | | | | Breakfast | | |
| | | | | | Lunch | | |
| | | | | | Dinner | | |
| | | | | | Bedtime | | |

| DATE | TIME | SYSTOLIC | DIASTOLIC | HEART RATE | MEAL | BEFORE | AFTER |
| --- | --- | --- | --- | --- | --- | --- | --- |
| SUN ___ ___ ___ | | | | | Breakfast | | |
| | | | | | Lunch | | |
| | | | | | Dinner | | |
| | | | | | Bedtime | | |

NOTES

| Week | | Weight | |

## BLOOD PRESSURE     BLOOD SUGAR

| DATE | TIME | SYSTOLIC | DIASTOLIC | HEART RATE | MEAL | BEFORE | AFTER |
|------|------|----------|-----------|------------|------|--------|-------|
| MON | | | | | Breakfast | | |
| ___ | | | | | Lunch | | |
| ___ | | | | | Dinner | | |
| ___ | | | | | Bedtime | | |

| DATE | TIME | SYSTOLIC | DIASTOLIC | HEART RATE | MEAL | BEFORE | AFTER |
|------|------|----------|-----------|------------|------|--------|-------|
| TUE | | | | | Breakfast | | |
| ___ | | | | | Lunch | | |
| ___ | | | | | Dinner | | |
| ___ | | | | | Bedtime | | |

| DATE | TIME | SYSTOLIC | DIASTOLIC | HEART RATE | MEAL | BEFORE | AFTER |
|------|------|----------|-----------|------------|------|--------|-------|
| WED | | | | | Breakfast | | |
| ___ | | | | | Lunch | | |
| ___ | | | | | Dinner | | |
| ___ | | | | | Bedtime | | |

| DATE | TIME | SYSTOLIC | DIASTOLIC | HEART RATE | MEAL | BEFORE | AFTER |
|------|------|----------|-----------|------------|------|--------|-------|
| THU | | | | | Breakfast | | |
| ___ | | | | | Lunch | | |
| ___ | | | | | Dinner | | |
| ___ | | | | | Bedtime | | |

| | BLOOD PRESSURE | | | BLOOD SUGAR | |
|---|---|---|---|---|---|

| DATE | TIME | SYSTOLIC | DIASTOLIC | HEART RATE | MEAL | BEFORE | AFTER |
|---|---|---|---|---|---|---|---|
| FRI | | | | | Breakfast | | |
| ___ | | | | | Lunch | | |
| ___ | | | | | Dinner | | |
| ___ | | | | | Bedtime | | |

| DATE | TIME | SYSTOLIC | DIASTOLIC | HEART RATE | MEAL | BEFORE | AFTER |
|---|---|---|---|---|---|---|---|
| SAT | | | | | Breakfast | | |
| ___ | | | | | Lunch | | |
| ___ | | | | | Dinner | | |
| ___ | | | | | Bedtime | | |

| DATE | TIME | SYSTOLIC | DIASTOLIC | HEART RATE | MEAL | BEFORE | AFTER |
|---|---|---|---|---|---|---|---|
| SUN | | | | | Breakfast | | |
| ___ | | | | | Lunch | | |
| ___ | | | | | Dinner | | |
| ___ | | | | | Bedtime | | |

NOTES

| Week | | Weight | |

## BLOOD PRESSURE    BLOOD SUGAR

| DATE | TIME | SYSTOLIC | DIASTOLIC | HEART RATE | MEAL | BEFORE | AFTER |
|------|------|----------|-----------|------------|------|--------|-------|
| MON ___ ___ ___ | | | | | Breakfast | | |
| | | | | | Lunch | | |
| | | | | | Dinner | | |
| | | | | | Bedtime | | |

| DATE | TIME | SYSTOLIC | DIASTOLIC | HEART RATE | MEAL | BEFORE | AFTER |
|------|------|----------|-----------|------------|------|--------|-------|
| TUE ___ ___ ___ | | | | | Breakfast | | |
| | | | | | Lunch | | |
| | | | | | Dinner | | |
| | | | | | Bedtime | | |

| DATE | TIME | SYSTOLIC | DIASTOLIC | HEART RATE | MEAL | BEFORE | AFTER |
|------|------|----------|-----------|------------|------|--------|-------|
| WED ___ ___ ___ | | | | | Breakfast | | |
| | | | | | Lunch | | |
| | | | | | Dinner | | |
| | | | | | Bedtime | | |

| DATE | TIME | SYSTOLIC | DIASTOLIC | HEART RATE | MEAL | BEFORE | AFTER |
|------|------|----------|-----------|------------|------|--------|-------|
| THU ___ ___ ___ | | | | | Breakfast | | |
| | | | | | Lunch | | |
| | | | | | Dinner | | |
| | | | | | Bedtime | | |

| | BLOOD PRESSURE | | | BLOOD SUGAR | | |
|---|---|---|---|---|---|---|

**DATE**

**FRI**

___

___

___

| TIME | SYSTOLIC | DIASTOLIC | HEART RATE | MEAL | BEFORE | AFTER |
|---|---|---|---|---|---|---|
| | | | | Breakfast | | |
| | | | | Lunch | | |
| | | | | Dinner | | |
| | | | | Bedtime | | |

**DATE**

**SAT**

___

___

___

| TIME | SYSTOLIC | DIASTOLIC | HEART RATE | MEAL | BEFORE | AFTER |
|---|---|---|---|---|---|---|
| | | | | Breakfast | | |
| | | | | Lunch | | |
| | | | | Dinner | | |
| | | | | Bedtime | | |

**DATE**

**SUN**

___

___

___

| TIME | SYSTOLIC | DIASTOLIC | HEART RATE | MEAL | BEFORE | AFTER |
|---|---|---|---|---|---|---|
| | | | | Breakfast | | |
| | | | | Lunch | | |
| | | | | Dinner | | |
| | | | | Bedtime | | |

**NOTES**

| | | BLOOD PRESSURE | | | BLOOD SUGAR | | |
|---|---|---|---|---|---|---|---|
| **DATE** | **TIME** | **SYSTOLIC** | **DIASTOLIC** | **HEART RATE** | **MEAL** | **BEFORE** | **AFTER** |
| MON <br> ___ <br> ___ <br> ___ | | | | | Breakfast | | |
| | | | | | Lunch | | |
| | | | | | Dinner | | |
| | | | | | Bedtime | | |

| **DATE** | **TIME** | **SYSTOLIC** | **DIASTOLIC** | **HEART RATE** | **MEAL** | **BEFORE** | **AFTER** |
|---|---|---|---|---|---|---|---|
| TUE <br> ___ <br> ___ <br> ___ | | | | | Breakfast | | |
| | | | | | Lunch | | |
| | | | | | Dinner | | |
| | | | | | Bedtime | | |

| **DATE** | **TIME** | **SYSTOLIC** | **DIASTOLIC** | **HEART RATE** | **MEAL** | **BEFORE** | **AFTER** |
|---|---|---|---|---|---|---|---|
| WED <br> ___ <br> ___ <br> ___ | | | | | Breakfast | | |
| | | | | | Lunch | | |
| | | | | | Dinner | | |
| | | | | | Bedtime | | |

| **DATE** | **TIME** | **SYSTOLIC** | **DIASTOLIC** | **HEART RATE** | **MEAL** | **BEFORE** | **AFTER** |
|---|---|---|---|---|---|---|---|
| THU <br> ___ <br> ___ <br> ___ | | | | | Breakfast | | |
| | | | | | Lunch | | |
| | | | | | Dinner | | |
| | | | | | Bedtime | | |

| | | BLOOD PRESSURE | | | BLOOD SUGAR | | |
|---|---|---|---|---|---|---|---|

| DATE | TIME | SYSTOLIC | DIASTOLIC | HEART RATE | MEAL | BEFORE | AFTER |
|---|---|---|---|---|---|---|---|
| FRI | | | | | Breakfast | | |
| ___ | | | | | Lunch | | |
| ___ | | | | | Dinner | | |
| ___ | | | | | Bedtime | | |

| DATE | TIME | SYSTOLIC | DIASTOLIC | HEART RATE | MEAL | BEFORE | AFTER |
|---|---|---|---|---|---|---|---|
| SAT | | | | | Breakfast | | |
| ___ | | | | | Lunch | | |
| ___ | | | | | Dinner | | |
| ___ | | | | | Bedtime | | |

| DATE | TIME | SYSTOLIC | DIASTOLIC | HEART RATE | MEAL | BEFORE | AFTER |
|---|---|---|---|---|---|---|---|
| SUN | | | | | Breakfast | | |
| ___ | | | | | Lunch | | |
| ___ | | | | | Dinner | | |
| ___ | | | | | Bedtime | | |

NOTES

| Week | | | | Weight | | |

| DATE | | BLOOD PRESSURE | | | BLOOD SUGAR | | |
|---|---|---|---|---|---|---|---|
| | TIME | SYSTOLIC | DIASTOLIC | HEART RATE | MEAL | BEFORE | AFTER |
| MON ___ ___ ___ | | | | | Breakfast | | |
| | | | | | Lunch | | |
| | | | | | Dinner | | |
| | | | | | Bedtime | | |

| DATE | TIME | SYSTOLIC | DIASTOLIC | HEART RATE | MEAL | BEFORE | AFTER |
|---|---|---|---|---|---|---|---|
| TUE ___ ___ ___ | | | | | Breakfast | | |
| | | | | | Lunch | | |
| | | | | | Dinner | | |
| | | | | | Bedtime | | |

| DATE | TIME | SYSTOLIC | DIASTOLIC | HEART RATE | MEAL | BEFORE | AFTER |
|---|---|---|---|---|---|---|---|
| WED ___ ___ ___ | | | | | Breakfast | | |
| | | | | | Lunch | | |
| | | | | | Dinner | | |
| | | | | | Bedtime | | |

| DATE | TIME | SYSTOLIC | DIASTOLIC | HEART RATE | MEAL | BEFORE | AFTER |
|---|---|---|---|---|---|---|---|
| THU ___ ___ ___ | | | | | Breakfast | | |
| | | | | | Lunch | | |
| | | | | | Dinner | | |
| | | | | | Bedtime | | |

| | | BLOOD PRESSURE | | | BLOOD SUGAR | | |
|---|---|---|---|---|---|---|---|

| DATE | TIME | SYSTOLIC | DIASTOLIC | HEART RATE | MEAL | BEFORE | AFTER |
|---|---|---|---|---|---|---|---|
| FRI ___ ___ ___ | | | | | Breakfast | | |
| | | | | | Lunch | | |
| | | | | | Dinner | | |
| | | | | | Bedtime | | |

| DATE | TIME | SYSTOLIC | DIASTOLIC | HEART RATE | MEAL | BEFORE | AFTER |
|---|---|---|---|---|---|---|---|
| SAT ___ ___ ___ | | | | | Breakfast | | |
| | | | | | Lunch | | |
| | | | | | Dinner | | |
| | | | | | Bedtime | | |

| DATE | TIME | SYSTOLIC | DIASTOLIC | HEART RATE | MEAL | BEFORE | AFTER |
|---|---|---|---|---|---|---|---|
| SUN ___ ___ ___ | | | | | Breakfast | | |
| | | | | | Lunch | | |
| | | | | | Dinner | | |
| | | | | | Bedtime | | |

NOTES

| Week | | Weight | |

## BLOOD PRESSURE      BLOOD SUGAR

| DATE | TIME | SYSTOLIC | DIASTOLIC | HEART RATE | MEAL | BEFORE | AFTER |
|------|------|----------|-----------|------------|------|--------|-------|
| MON | | | | | Breakfast | | |
| ____ | | | | | Lunch | | |
| ____ | | | | | Dinner | | |
| ____ | | | | | Bedtime | | |

| DATE | TIME | SYSTOLIC | DIASTOLIC | HEART RATE | MEAL | BEFORE | AFTER |
|------|------|----------|-----------|------------|------|--------|-------|
| TUE | | | | | Breakfast | | |
| ____ | | | | | Lunch | | |
| ____ | | | | | Dinner | | |
| ____ | | | | | Bedtime | | |

| DATE | TIME | SYSTOLIC | DIASTOLIC | HEART RATE | MEAL | BEFORE | AFTER |
|------|------|----------|-----------|------------|------|--------|-------|
| WED | | | | | Breakfast | | |
| ____ | | | | | Lunch | | |
| ____ | | | | | Dinner | | |
| ____ | | | | | Bedtime | | |

| DATE | TIME | SYSTOLIC | DIASTOLIC | HEART RATE | MEAL | BEFORE | AFTER |
|------|------|----------|-----------|------------|------|--------|-------|
| THU | | | | | Breakfast | | |
| ____ | | | | | Lunch | | |
| ____ | | | | | Dinner | | |
| ____ | | | | | Bedtime | | |

| | | **BLOOD PRESSURE** | | | **BLOOD SUGAR** | | |
|---|---|---|---|---|---|---|---|

| DATE | TIME | SYSTOLIC | DIASTOLIC | HEART RATE | MEAL | BEFORE | AFTER |
|---|---|---|---|---|---|---|---|
| FRI | | | | | Breakfast | | |
| ___ | | | | | Lunch | | |
| ___ | | | | | Dinner | | |
| ___ | | | | | Bedtime | | |

| DATE | TIME | SYSTOLIC | DIASTOLIC | HEART RATE | MEAL | BEFORE | AFTER |
|---|---|---|---|---|---|---|---|
| SAT | | | | | Breakfast | | |
| ___ | | | | | Lunch | | |
| ___ | | | | | Dinner | | |
| ___ | | | | | Bedtime | | |

| DATE | TIME | SYSTOLIC | DIASTOLIC | HEART RATE | MEAL | BEFORE | AFTER |
|---|---|---|---|---|---|---|---|
| SUN | | | | | Breakfast | | |
| ___ | | | | | Lunch | | |
| ___ | | | | | Dinner | | |
| ___ | | | | | Bedtime | | |

**NOTES**

| Week | | Weight | |
|------|--|--------|--|

## BLOOD PRESSURE      BLOOD SUGAR

| DATE | TIME | SYSTOLIC | DIASTOLIC | HEART RATE | MEAL | BEFORE | AFTER |
|------|------|----------|-----------|------------|------|--------|-------|
| MON ___ ___ ___ | | | | | Breakfast | | |
| | | | | | Lunch | | |
| | | | | | Dinner | | |
| | | | | | Bedtime | | |

| DATE | TIME | SYSTOLIC | DIASTOLIC | HEART RATE | MEAL | BEFORE | AFTER |
|------|------|----------|-----------|------------|------|--------|-------|
| TUE ___ ___ ___ | | | | | Breakfast | | |
| | | | | | Lunch | | |
| | | | | | Dinner | | |
| | | | | | Bedtime | | |

| DATE | TIME | SYSTOLIC | DIASTOLIC | HEART RATE | MEAL | BEFORE | AFTER |
|------|------|----------|-----------|------------|------|--------|-------|
| WED ___ ___ ___ | | | | | Breakfast | | |
| | | | | | Lunch | | |
| | | | | | Dinner | | |
| | | | | | Bedtime | | |

| DATE | TIME | SYSTOLIC | DIASTOLIC | HEART RATE | MEAL | BEFORE | AFTER |
|------|------|----------|-----------|------------|------|--------|-------|
| THU ___ ___ ___ | | | | | Breakfast | | |
| | | | | | Lunch | | |
| | | | | | Dinner | | |
| | | | | | Bedtime | | |

|  | | **BLOOD PRESSURE** | | | **BLOOD SUGAR** | | |

| DATE | TIME | SYSTOLIC | DIASTOLIC | HEART RATE | MEAL | BEFORE | AFTER |
|---|---|---|---|---|---|---|---|
| FRI | | | | | Breakfast | | |
| ___ | | | | | Lunch | | |
| ___ | | | | | Dinner | | |
| ___ | | | | | Bedtime | | |

| DATE | TIME | SYSTOLIC | DIASTOLIC | HEART RATE | MEAL | BEFORE | AFTER |
|---|---|---|---|---|---|---|---|
| SAT | | | | | Breakfast | | |
| ___ | | | | | Lunch | | |
| ___ | | | | | Dinner | | |
| ___ | | | | | Bedtime | | |

| DATE | TIME | SYSTOLIC | DIASTOLIC | HEART RATE | MEAL | BEFORE | AFTER |
|---|---|---|---|---|---|---|---|
| SUN | | | | | Breakfast | | |
| ___ | | | | | Lunch | | |
| ___ | | | | | Dinner | | |
| ___ | | | | | Bedtime | | |

**NOTES**

**Week** [ ] **Weight** [ ]

| | **BLOOD PRESSURE** | | | | **BLOOD SUGAR** | | |
|---|---|---|---|---|---|---|---|

| DATE | TIME | SYSTOLIC | DIASTOLIC | HEART RATE | MEAL | BEFORE | AFTER |
|---|---|---|---|---|---|---|---|
| MON | | | | | Breakfast | | |
| ____ | | | | | Lunch | | |
| ____ | | | | | Dinner | | |
| ____ | | | | | Bedtime | | |

| DATE | TIME | SYSTOLIC | DIASTOLIC | HEART RATE | MEAL | BEFORE | AFTER |
|---|---|---|---|---|---|---|---|
| TUE | | | | | Breakfast | | |
| ____ | | | | | Lunch | | |
| ____ | | | | | Dinner | | |
| ____ | | | | | Bedtime | | |

| DATE | TIME | SYSTOLIC | DIASTOLIC | HEART RATE | MEAL | BEFORE | AFTER |
|---|---|---|---|---|---|---|---|
| WED | | | | | Breakfast | | |
| ____ | | | | | Lunch | | |
| ____ | | | | | Dinner | | |
| ____ | | | | | Bedtime | | |

| DATE | TIME | SYSTOLIC | DIASTOLIC | HEART RATE | MEAL | BEFORE | AFTER |
|---|---|---|---|---|---|---|---|
| THU | | | | | Breakfast | | |
| ____ | | | | | Lunch | | |
| ____ | | | | | Dinner | | |
| ____ | | | | | Bedtime | | |

| | | BLOOD PRESSURE | | | BLOOD SUGAR | |
|---|---|---|---|---|---|---|

| DATE | TIME | SYSTOLIC | DIASTOLIC | HEART RATE | MEAL | BEFORE | AFTER |
|---|---|---|---|---|---|---|---|
| **FRI** <br> ___ <br> ___ <br> ___ | | | | | Breakfast | | |
| | | | | | Lunch | | |
| | | | | | Dinner | | |
| | | | | | Bedtime | | |

| DATE | TIME | SYSTOLIC | DIASTOLIC | HEART RATE | MEAL | BEFORE | AFTER |
|---|---|---|---|---|---|---|---|
| **SAT** <br> ___ <br> ___ <br> ___ | | | | | Breakfast | | |
| | | | | | Lunch | | |
| | | | | | Dinner | | |
| | | | | | Bedtime | | |

| DATE | TIME | SYSTOLIC | DIASTOLIC | HEART RATE | MEAL | BEFORE | AFTER |
|---|---|---|---|---|---|---|---|
| **SUN** <br> ___ <br> ___ <br> ___ | | | | | Breakfast | | |
| | | | | | Lunch | | |
| | | | | | Dinner | | |
| | | | | | Bedtime | | |

**NOTES**

**Week** _____  **Weight** _____

|  | | BLOOD PRESSURE | | | | BLOOD SUGAR | |
|---|---|---|---|---|---|---|---|
| **DATE** | **TIME** | **SYSTOLIC** | **DIASTOLIC** | **HEART RATE** | **MEAL** | **BEFORE** | **AFTER** |
| MON <br> _____ <br> _____ <br> _____ | | | | | Breakfast | | |
| | | | | | Lunch | | |
| | | | | | Dinner | | |
| | | | | | Bedtime | | |

|  | | BLOOD PRESSURE | | | | BLOOD SUGAR | |
|---|---|---|---|---|---|---|---|
| **DATE** | **TIME** | **SYSTOLIC** | **DIASTOLIC** | **HEART RATE** | **MEAL** | **BEFORE** | **AFTER** |
| TUE <br> _____ <br> _____ <br> _____ | | | | | Breakfast | | |
| | | | | | Lunch | | |
| | | | | | Dinner | | |
| | | | | | Bedtime | | |

|  | | BLOOD PRESSURE | | | | BLOOD SUGAR | |
|---|---|---|---|---|---|---|---|
| **DATE** | **TIME** | **SYSTOLIC** | **DIASTOLIC** | **HEART RATE** | **MEAL** | **BEFORE** | **AFTER** |
| WED <br> _____ <br> _____ <br> _____ | | | | | Breakfast | | |
| | | | | | Lunch | | |
| | | | | | Dinner | | |
| | | | | | Bedtime | | |

|  | | BLOOD PRESSURE | | | | BLOOD SUGAR | |
|---|---|---|---|---|---|---|---|
| **DATE** | **TIME** | **SYSTOLIC** | **DIASTOLIC** | **HEART RATE** | **MEAL** | **BEFORE** | **AFTER** |
| THU <br> _____ <br> _____ <br> _____ | | | | | Breakfast | | |
| | | | | | Lunch | | |
| | | | | | Dinner | | |
| | | | | | Bedtime | | |

| | BLOOD PRESSURE | | | BLOOD SUGAR | | |
| --- | --- | --- | --- | --- | --- | --- |

| DATE | TIME | SYSTOLIC | DIASTOLIC | HEART RATE | MEAL | BEFORE | AFTER |
| --- | --- | --- | --- | --- | --- | --- | --- |
| FRI | | | | | Breakfast | | |
| ___ | | | | | Lunch | | |
| ___ | | | | | Dinner | | |
| ___ | | | | | Bedtime | | |

| DATE | TIME | SYSTOLIC | DIASTOLIC | HEART RATE | MEAL | BEFORE | AFTER |
| --- | --- | --- | --- | --- | --- | --- | --- |
| SAT | | | | | Breakfast | | |
| ___ | | | | | Lunch | | |
| ___ | | | | | Dinner | | |
| ___ | | | | | Bedtime | | |

| DATE | TIME | SYSTOLIC | DIASTOLIC | HEART RATE | MEAL | BEFORE | AFTER |
| --- | --- | --- | --- | --- | --- | --- | --- |
| SUN | | | | | Breakfast | | |
| ___ | | | | | Lunch | | |
| ___ | | | | | Dinner | | |
| ___ | | | | | Bedtime | | |

NOTES

**Week** [          ]  **Weight** [          ]

|  | BLOOD PRESSURE | | | | BLOOD SUGAR | | |
|---|---|---|---|---|---|---|---|
| DATE | TIME | SYSTOLIC | DIASTOLIC | HEART RATE | MEAL | BEFORE | AFTER |
| MON | | | | | Breakfast | | |
| | | | | | Lunch | | |
| ___ | | | | | Dinner | | |
| ___ | | | | | Bedtime | | |
| ___ | | | | | | | |

| DATE | TIME | SYSTOLIC | DIASTOLIC | HEART RATE | MEAL | BEFORE | AFTER |
|---|---|---|---|---|---|---|---|
| TUE | | | | | Breakfast | | |
| | | | | | Lunch | | |
| ___ | | | | | Dinner | | |
| ___ | | | | | Bedtime | | |
| ___ | | | | | | | |

| DATE | TIME | SYSTOLIC | DIASTOLIC | HEART RATE | MEAL | BEFORE | AFTER |
|---|---|---|---|---|---|---|---|
| WED | | | | | Breakfast | | |
| | | | | | Lunch | | |
| ___ | | | | | Dinner | | |
| ___ | | | | | Bedtime | | |
| ___ | | | | | | | |

| DATE | TIME | SYSTOLIC | DIASTOLIC | HEART RATE | MEAL | BEFORE | AFTER |
|---|---|---|---|---|---|---|---|
| THU | | | | | Breakfast | | |
| | | | | | Lunch | | |
| ___ | | | | | Dinner | | |
| ___ | | | | | Bedtime | | |
| ___ | | | | | | | |

| | **BLOOD PRESSURE** | | | **BLOOD SUGAR** | | |

| DATE | TIME | SYSTOLIC | DIASTOLIC | HEART RATE | MEAL | BEFORE | AFTER |
|------|------|----------|-----------|------------|------|--------|-------|
| FRI ___ ___ ___ | | | | | Breakfast | | |
| | | | | | Lunch | | |
| | | | | | Dinner | | |
| | | | | | Bedtime | | |

| DATE | TIME | SYSTOLIC | DIASTOLIC | HEART RATE | MEAL | BEFORE | AFTER |
|------|------|----------|-----------|------------|------|--------|-------|
| SAT ___ ___ ___ | | | | | Breakfast | | |
| | | | | | Lunch | | |
| | | | | | Dinner | | |
| | | | | | Bedtime | | |

| DATE | TIME | SYSTOLIC | DIASTOLIC | HEART RATE | MEAL | BEFORE | AFTER |
|------|------|----------|-----------|------------|------|--------|-------|
| SUN ___ ___ ___ | | | | | Breakfast | | |
| | | | | | Lunch | | |
| | | | | | Dinner | | |
| | | | | | Bedtime | | |

NOTES

_____
_____
_____
_____
_____
_____
_____
_____
_____

**Week** [          ]  **Weight** [          ]

|  | BLOOD PRESSURE | | | | BLOOD SUGAR | | |
|---|---|---|---|---|---|---|---|

| DATE | TIME | SYSTOLIC | DIASTOLIC | HEART RATE | MEAL | BEFORE | AFTER |
|---|---|---|---|---|---|---|---|
| MON | | | | | Breakfast | | |
| ____ | | | | | Lunch | | |
| ____ | | | | | Dinner | | |
| ____ | | | | | Bedtime | | |

| DATE | TIME | SYSTOLIC | DIASTOLIC | HEART RATE | MEAL | BEFORE | AFTER |
|---|---|---|---|---|---|---|---|
| TUE | | | | | Breakfast | | |
| ____ | | | | | Lunch | | |
| ____ | | | | | Dinner | | |
| ____ | | | | | Bedtime | | |

| DATE | TIME | SYSTOLIC | DIASTOLIC | HEART RATE | MEAL | BEFORE | AFTER |
|---|---|---|---|---|---|---|---|
| WED | | | | | Breakfast | | |
| ____ | | | | | Lunch | | |
| ____ | | | | | Dinner | | |
| ____ | | | | | Bedtime | | |

| DATE | TIME | SYSTOLIC | DIASTOLIC | HEART RATE | MEAL | BEFORE | AFTER |
|---|---|---|---|---|---|---|---|
| THU | | | | | Breakfast | | |
| ____ | | | | | Lunch | | |
| ____ | | | | | Dinner | | |
| ____ | | | | | Bedtime | | |

| | BLOOD PRESSURE | | | BLOOD SUGAR | | |
|---|---|---|---|---|---|---|

| DATE | TIME | SYSTOLIC | DIASTOLIC | HEART RATE | MEAL | BEFORE | AFTER |
|---|---|---|---|---|---|---|---|
| FRI | | | | | Breakfast | | |
| ____ | | | | | Lunch | | |
| ____ | | | | | Dinner | | |
| ____ | | | | | Bedtime | | |

| DATE | TIME | SYSTOLIC | DIASTOLIC | HEART RATE | MEAL | BEFORE | AFTER |
|---|---|---|---|---|---|---|---|
| SAT | | | | | Breakfast | | |
| ____ | | | | | Lunch | | |
| ____ | | | | | Dinner | | |
| ____ | | | | | Bedtime | | |

| DATE | TIME | SYSTOLIC | DIASTOLIC | HEART RATE | MEAL | BEFORE | AFTER |
|---|---|---|---|---|---|---|---|
| SUN | | | | | Breakfast | | |
| ____ | | | | | Lunch | | |
| ____ | | | | | Dinner | | |
| ____ | | | | | Bedtime | | |

NOTES

| Week | | Weight | |
|---|---|---|---|

## BLOOD PRESSURE    BLOOD SUGAR

| DATE | TIME | SYSTOLIC | DIASTOLIC | HEART RATE | MEAL | BEFORE | AFTER |
|---|---|---|---|---|---|---|---|
| MON | | | | | Breakfast | | |
| ____ | | | | | Lunch | | |
| ____ | | | | | Dinner | | |
| ____ | | | | | Bedtime | | |

| DATE | TIME | SYSTOLIC | DIASTOLIC | HEART RATE | MEAL | BEFORE | AFTER |
|---|---|---|---|---|---|---|---|
| TUE | | | | | Breakfast | | |
| ____ | | | | | Lunch | | |
| ____ | | | | | Dinner | | |
| ____ | | | | | Bedtime | | |

| DATE | TIME | SYSTOLIC | DIASTOLIC | HEART RATE | MEAL | BEFORE | AFTER |
|---|---|---|---|---|---|---|---|
| WED | | | | | Breakfast | | |
| ____ | | | | | Lunch | | |
| ____ | | | | | Dinner | | |
| ____ | | | | | Bedtime | | |

| DATE | TIME | SYSTOLIC | DIASTOLIC | HEART RATE | MEAL | BEFORE | AFTER |
|---|---|---|---|---|---|---|---|
| THU | | | | | Breakfast | | |
| ____ | | | | | Lunch | | |
| ____ | | | | | Dinner | | |
| ____ | | | | | Bedtime | | |

| | BLOOD PRESSURE | | | | BLOOD SUGAR | | |
|---|---|---|---|---|---|---|---|

| DATE | TIME | SYSTOLIC | DIASTOLIC | HEART RATE | MEAL | BEFORE | AFTER |
|---|---|---|---|---|---|---|---|
| FRI | | | | | Breakfast | | |
| ___ | | | | | Lunch | | |
| ___ | | | | | Dinner | | |
| ___ | | | | | Bedtime | | |

| DATE | TIME | SYSTOLIC | DIASTOLIC | HEART RATE | MEAL | BEFORE | AFTER |
|---|---|---|---|---|---|---|---|
| SAT | | | | | Breakfast | | |
| ___ | | | | | Lunch | | |
| ___ | | | | | Dinner | | |
| ___ | | | | | Bedtime | | |

| DATE | TIME | SYSTOLIC | DIASTOLIC | HEART RATE | MEAL | BEFORE | AFTER |
|---|---|---|---|---|---|---|---|
| SUN | | | | | Breakfast | | |
| ___ | | | | | Lunch | | |
| ___ | | | | | Dinner | | |
| ___ | | | | | Bedtime | | |

NOTES

**Week** [                    ]  **Weight** [          ]

| | | BLOOD PRESSURE | | | BLOOD SUGAR | | |

| DATE | TIME | SYSTOLIC | DIASTOLIC | HEART RATE | MEAL | BEFORE | AFTER |
|---|---|---|---|---|---|---|---|
| MON | | | | | Breakfast | | |
| ___ | | | | | Lunch | | |
| ___ | | | | | Dinner | | |
| ___ | | | | | Bedtime | | |

| DATE | TIME | SYSTOLIC | DIASTOLIC | HEART RATE | MEAL | BEFORE | AFTER |
|---|---|---|---|---|---|---|---|
| TUE | | | | | Breakfast | | |
| ___ | | | | | Lunch | | |
| ___ | | | | | Dinner | | |
| ___ | | | | | Bedtime | | |

| DATE | TIME | SYSTOLIC | DIASTOLIC | HEART RATE | MEAL | BEFORE | AFTER |
|---|---|---|---|---|---|---|---|
| WED | | | | | Breakfast | | |
| ___ | | | | | Lunch | | |
| ___ | | | | | Dinner | | |
| ___ | | | | | Bedtime | | |

| DATE | TIME | SYSTOLIC | DIASTOLIC | HEART RATE | MEAL | BEFORE | AFTER |
|---|---|---|---|---|---|---|---|
| THU | | | | | Breakfast | | |
| ___ | | | | | Lunch | | |
| ___ | | | | | Dinner | | |
| ___ | | | | | Bedtime | | |

| | | BLOOD PRESSURE | | | BLOOD SUGAR | | |
|---|---|---|---|---|---|---|---|
| DATE | TIME | SYSTOLIC | DIASTOLIC | HEART RATE | MEAL | BEFORE | AFTER |
| FRI ___ ___ ___ | | | | | Breakfast | | |
| | | | | | Lunch | | |
| | | | | | Dinner | | |
| | | | | | Bedtime | | |

| DATE | TIME | SYSTOLIC | DIASTOLIC | HEART RATE | MEAL | BEFORE | AFTER |
|---|---|---|---|---|---|---|---|
| SAT ___ ___ ___ | | | | | Breakfast | | |
| | | | | | Lunch | | |
| | | | | | Dinner | | |
| | | | | | Bedtime | | |

| DATE | TIME | SYSTOLIC | DIASTOLIC | HEART RATE | MEAL | BEFORE | AFTER |
|---|---|---|---|---|---|---|---|
| SUN ___ ___ ___ | | | | | Breakfast | | |
| | | | | | Lunch | | |
| | | | | | Dinner | | |
| | | | | | Bedtime | | |

NOTES

# Week [        ]    Weight [        ]

## BLOOD PRESSURE          ## BLOOD SUGAR

| DATE | TIME | SYSTOLIC | DIASTOLIC | HEART RATE | MEAL | BEFORE | AFTER |
|------|------|----------|-----------|------------|------|--------|-------|
| MON |  |  |  |  | Breakfast |  |  |
| ____ |  |  |  |  | Lunch |  |  |
| ____ |  |  |  |  | Dinner |  |  |
| ____ |  |  |  |  | Bedtime |  |  |

| DATE | TIME | SYSTOLIC | DIASTOLIC | HEART RATE | MEAL | BEFORE | AFTER |
|------|------|----------|-----------|------------|------|--------|-------|
| TUE |  |  |  |  | Breakfast |  |  |
| ____ |  |  |  |  | Lunch |  |  |
| ____ |  |  |  |  | Dinner |  |  |
| ____ |  |  |  |  | Bedtime |  |  |

| DATE | TIME | SYSTOLIC | DIASTOLIC | HEART RATE | MEAL | BEFORE | AFTER |
|------|------|----------|-----------|------------|------|--------|-------|
| WED |  |  |  |  | Breakfast |  |  |
| ____ |  |  |  |  | Lunch |  |  |
| ____ |  |  |  |  | Dinner |  |  |
| ____ |  |  |  |  | Bedtime |  |  |

| DATE | TIME | SYSTOLIC | DIASTOLIC | HEART RATE | MEAL | BEFORE | AFTER |
|------|------|----------|-----------|------------|------|--------|-------|
| THU |  |  |  |  | Breakfast |  |  |
| ____ |  |  |  |  | Lunch |  |  |
| ____ |  |  |  |  | Dinner |  |  |
| ____ |  |  |  |  | Bedtime |  |  |

| | | BLOOD PRESSURE | | | | BLOOD SUGAR | |
| --- | --- | --- | --- | --- | --- | --- | --- |

| DATE | TIME | SYSTOLIC | DIASTOLIC | HEART RATE | MEAL | BEFORE | AFTER |
| --- | --- | --- | --- | --- | --- | --- | --- |
| FRI | | | | | Breakfast | | |
| ___ | | | | | Lunch | | |
| ___ | | | | | Dinner | | |
| ___ | | | | | Bedtime | | |

| DATE | TIME | SYSTOLIC | DIASTOLIC | HEART RATE | MEAL | BEFORE | AFTER |
| --- | --- | --- | --- | --- | --- | --- | --- |
| SAT | | | | | Breakfast | | |
| ___ | | | | | Lunch | | |
| ___ | | | | | Dinner | | |
| ___ | | | | | Bedtime | | |

| DATE | TIME | SYSTOLIC | DIASTOLIC | HEART RATE | MEAL | BEFORE | AFTER |
| --- | --- | --- | --- | --- | --- | --- | --- |
| SUN | | | | | Breakfast | | |
| ___ | | | | | Lunch | | |
| ___ | | | | | Dinner | | |
| ___ | | | | | Bedtime | | |

NOTES

**Week** _____   **Weight** _____

| | **BLOOD PRESSURE** | | | | **BLOOD SUGAR** | |
|---|---|---|---|---|---|---|

| DATE | TIME | SYSTOLIC | DIASTOLIC | HEART RATE | MEAL | BEFORE | AFTER |
|---|---|---|---|---|---|---|---|
| MON | | | | | Breakfast | | |
| | | | | | Lunch | | |
| _____ | | | | | Dinner | | |
| _____ | | | | | Bedtime | | |

| DATE | TIME | SYSTOLIC | DIASTOLIC | HEART RATE | MEAL | BEFORE | AFTER |
|---|---|---|---|---|---|---|---|
| TUE | | | | | Breakfast | | |
| | | | | | Lunch | | |
| _____ | | | | | Dinner | | |
| _____ | | | | | Bedtime | | |

| DATE | TIME | SYSTOLIC | DIASTOLIC | HEART RATE | MEAL | BEFORE | AFTER |
|---|---|---|---|---|---|---|---|
| WED | | | | | Breakfast | | |
| | | | | | Lunch | | |
| _____ | | | | | Dinner | | |
| _____ | | | | | Bedtime | | |

| DATE | TIME | SYSTOLIC | DIASTOLIC | HEART RATE | MEAL | BEFORE | AFTER |
|---|---|---|---|---|---|---|---|
| THU | | | | | Breakfast | | |
| | | | | | Lunch | | |
| _____ | | | | | Dinner | | |
| _____ | | | | | Bedtime | | |

| | **BLOOD PRESSURE** | | | | **BLOOD SUGAR** | |
|---|---|---|---|---|---|---|

| DATE | TIME | SYSTOLIC | DIASTOLIC | HEART RATE | MEAL | BEFORE | AFTER |
|---|---|---|---|---|---|---|---|
| FRI | | | | | Breakfast | | |
| ___ | | | | | Lunch | | |
| ___ | | | | | Dinner | | |
| ___ | | | | | Bedtime | | |

| DATE | TIME | SYSTOLIC | DIASTOLIC | HEART RATE | MEAL | BEFORE | AFTER |
|---|---|---|---|---|---|---|---|
| SAT | | | | | Breakfast | | |
| ___ | | | | | Lunch | | |
| ___ | | | | | Dinner | | |
| ___ | | | | | Bedtime | | |

| DATE | TIME | SYSTOLIC | DIASTOLIC | HEART RATE | MEAL | BEFORE | AFTER |
|---|---|---|---|---|---|---|---|
| SUN | | | | | Breakfast | | |
| ___ | | | | | Lunch | | |
| ___ | | | | | Dinner | | |
| ___ | | | | | Bedtime | | |

**NOTES**

| Week | |  | Weight | |

## BLOOD PRESSURE        BLOOD SUGAR

| DATE | TIME | SYSTOLIC | DIASTOLIC | HEART RATE | MEAL | BEFORE | AFTER |
|------|------|----------|-----------|------------|------|--------|-------|
| MON ____ ____ ____ | | | | | Breakfast | | |
| | | | | | Lunch | | |
| | | | | | Dinner | | |
| | | | | | Bedtime | | |

| DATE | TIME | SYSTOLIC | DIASTOLIC | HEART RATE | MEAL | BEFORE | AFTER |
|------|------|----------|-----------|------------|------|--------|-------|
| TUE ____ ____ ____ | | | | | Breakfast | | |
| | | | | | Lunch | | |
| | | | | | Dinner | | |
| | | | | | Bedtime | | |

| DATE | TIME | SYSTOLIC | DIASTOLIC | HEART RATE | MEAL | BEFORE | AFTER |
|------|------|----------|-----------|------------|------|--------|-------|
| WED ____ ____ ____ | | | | | Breakfast | | |
| | | | | | Lunch | | |
| | | | | | Dinner | | |
| | | | | | Bedtime | | |

| DATE | TIME | SYSTOLIC | DIASTOLIC | HEART RATE | MEAL | BEFORE | AFTER |
|------|------|----------|-----------|------------|------|--------|-------|
| THU ____ ____ ____ | | | | | Breakfast | | |
| | | | | | Lunch | | |
| | | | | | Dinner | | |
| | | | | | Bedtime | | |

| | | BLOOD PRESSURE | | | | BLOOD SUGAR | |
|---|---|---|---|---|---|---|---|

| DATE | TIME | SYSTOLIC | DIASTOLIC | HEART RATE | MEAL | BEFORE | AFTER |
|---|---|---|---|---|---|---|---|
| FRI | | | | | Breakfast | | |
| ___ | | | | | Lunch | | |
| ___ | | | | | Dinner | | |
| ___ | | | | | Bedtime | | |

| DATE | TIME | SYSTOLIC | DIASTOLIC | HEART RATE | MEAL | BEFORE | AFTER |
|---|---|---|---|---|---|---|---|
| SAT | | | | | Breakfast | | |
| ___ | | | | | Lunch | | |
| ___ | | | | | Dinner | | |
| ___ | | | | | Bedtime | | |

| DATE | TIME | SYSTOLIC | DIASTOLIC | HEART RATE | MEAL | BEFORE | AFTER |
|---|---|---|---|---|---|---|---|
| SUN | | | | | Breakfast | | |
| ___ | | | | | Lunch | | |
| ___ | | | | | Dinner | | |
| ___ | | | | | Bedtime | | |

NOTES

| Week | | Weight | |

## BLOOD PRESSURE     BLOOD SUGAR

| DATE | TIME | SYSTOLIC | DIASTOLIC | HEART RATE | MEAL | BEFORE | AFTER |
|------|------|----------|-----------|------------|------|--------|-------|
| MON | | | | | Breakfast | | |
| ___ | | | | | Lunch | | |
| ___ | | | | | Dinner | | |
| ___ | | | | | Bedtime | | |

| DATE | TIME | SYSTOLIC | DIASTOLIC | HEART RATE | MEAL | BEFORE | AFTER |
|------|------|----------|-----------|------------|------|--------|-------|
| TUE | | | | | Breakfast | | |
| ___ | | | | | Lunch | | |
| ___ | | | | | Dinner | | |
| ___ | | | | | Bedtime | | |

| DATE | TIME | SYSTOLIC | DIASTOLIC | HEART RATE | MEAL | BEFORE | AFTER |
|------|------|----------|-----------|------------|------|--------|-------|
| WED | | | | | Breakfast | | |
| ___ | | | | | Lunch | | |
| ___ | | | | | Dinner | | |
| ___ | | | | | Bedtime | | |

| DATE | TIME | SYSTOLIC | DIASTOLIC | HEART RATE | MEAL | BEFORE | AFTER |
|------|------|----------|-----------|------------|------|--------|-------|
| THU | | | | | Breakfast | | |
| ___ | | | | | Lunch | | |
| ___ | | | | | Dinner | | |
| ___ | | | | | Bedtime | | |

| | | BLOOD PRESSURE | | | | BLOOD SUGAR | |
|---|---|---|---|---|---|---|---|

## FRI

| DATE | TIME | SYSTOLIC | DIASTOLIC | HEART RATE | MEAL | BEFORE | AFTER |
|---|---|---|---|---|---|---|---|
| FRI ___ ___ ___ | | | | | Breakfast | | |
| | | | | | Lunch | | |
| | | | | | Dinner | | |
| | | | | | Bedtime | | |

| DATE | TIME | SYSTOLIC | DIASTOLIC | HEART RATE | MEAL | BEFORE | AFTER |
|---|---|---|---|---|---|---|---|
| SAT ___ ___ ___ | | | | | Breakfast | | |
| | | | | | Lunch | | |
| | | | | | Dinner | | |
| | | | | | Bedtime | | |

| DATE | TIME | SYSTOLIC | DIASTOLIC | HEART RATE | MEAL | BEFORE | AFTER |
|---|---|---|---|---|---|---|---|
| SUN ___ ___ ___ | | | | | Breakfast | | |
| | | | | | Lunch | | |
| | | | | | Dinner | | |
| | | | | | Bedtime | | |

## NOTES

| Week | | Weight | |

| | BLOOD PRESSURE | | | | BLOOD SUGAR | | |

| DATE | TIME | SYSTOLIC | DIASTOLIC | HEART RATE | MEAL | BEFORE | AFTER |
|------|------|----------|-----------|------------|------|--------|-------|
| MON | | | | | Breakfast | | |
| ___ | | | | | Lunch | | |
| ___ | | | | | Dinner | | |
| ___ | | | | | Bedtime | | |

| DATE | TIME | SYSTOLIC | DIASTOLIC | HEART RATE | MEAL | BEFORE | AFTER |
|------|------|----------|-----------|------------|------|--------|-------|
| TUE | | | | | Breakfast | | |
| ___ | | | | | Lunch | | |
| ___ | | | | | Dinner | | |
| ___ | | | | | Bedtime | | |

| DATE | TIME | SYSTOLIC | DIASTOLIC | HEART RATE | MEAL | BEFORE | AFTER |
|------|------|----------|-----------|------------|------|--------|-------|
| WED | | | | | Breakfast | | |
| ___ | | | | | Lunch | | |
| ___ | | | | | Dinner | | |
| ___ | | | | | Bedtime | | |

| DATE | TIME | SYSTOLIC | DIASTOLIC | HEART RATE | MEAL | BEFORE | AFTER |
|------|------|----------|-----------|------------|------|--------|-------|
| THU | | | | | Breakfast | | |
| ___ | | | | | Lunch | | |
| ___ | | | | | Dinner | | |
| ___ | | | | | Bedtime | | |

| | BLOOD PRESSURE | | | BLOOD SUGAR | |
|---|---|---|---|---|---|

| DATE | TIME | SYSTOLIC | DIASTOLIC | HEART RATE | MEAL | BEFORE | AFTER |
|---|---|---|---|---|---|---|---|
| FRI | | | | | Breakfast | | |
| ___ | | | | | Lunch | | |
| ___ | | | | | Dinner | | |
| ___ | | | | | Bedtime | | |

| DATE | TIME | SYSTOLIC | DIASTOLIC | HEART RATE | MEAL | BEFORE | AFTER |
|---|---|---|---|---|---|---|---|
| SAT | | | | | Breakfast | | |
| ___ | | | | | Lunch | | |
| ___ | | | | | Dinner | | |
| ___ | | | | | Bedtime | | |

| DATE | TIME | SYSTOLIC | DIASTOLIC | HEART RATE | MEAL | BEFORE | AFTER |
|---|---|---|---|---|---|---|---|
| SUN | | | | | Breakfast | | |
| ___ | | | | | Lunch | | |
| ___ | | | | | Dinner | | |
| ___ | | | | | Bedtime | | |

NOTES

## Week [            ]        Weight [            ]

### BLOOD PRESSURE | BLOOD SUGAR

| DATE | TIME | SYSTOLIC | DIASTOLIC | HEART RATE | MEAL | BEFORE | AFTER |
|------|------|----------|-----------|------------|------|--------|-------|
| MON | | | | | Breakfast | | |
| ___ | | | | | Lunch | | |
| ___ | | | | | Dinner | | |
| ___ | | | | | Bedtime | | |

| DATE | TIME | SYSTOLIC | DIASTOLIC | HEART RATE | MEAL | BEFORE | AFTER |
|------|------|----------|-----------|------------|------|--------|-------|
| TUE | | | | | Breakfast | | |
| ___ | | | | | Lunch | | |
| ___ | | | | | Dinner | | |
| ___ | | | | | Bedtime | | |

| DATE | TIME | SYSTOLIC | DIASTOLIC | HEART RATE | MEAL | BEFORE | AFTER |
|------|------|----------|-----------|------------|------|--------|-------|
| WED | | | | | Breakfast | | |
| ___ | | | | | Lunch | | |
| ___ | | | | | Dinner | | |
| ___ | | | | | Bedtime | | |

| DATE | TIME | SYSTOLIC | DIASTOLIC | HEART RATE | MEAL | BEFORE | AFTER |
|------|------|----------|-----------|------------|------|--------|-------|
| THU | | | | | Breakfast | | |
| ___ | | | | | Lunch | | |
| ___ | | | | | Dinner | | |
| ___ | | | | | Bedtime | | |

| | | BLOOD PRESSURE | | | BLOOD SUGAR | | |
|---|---|---|---|---|---|---|---|

| DATE | TIME | SYSTOLIC | DIASTOLIC | HEART RATE | MEAL | BEFORE | AFTER |
|---|---|---|---|---|---|---|---|
| FRI | | | | | Breakfast | | |
| ___ | | | | | Lunch | | |
| ___ | | | | | Dinner | | |
| ___ | | | | | Bedtime | | |

| DATE | TIME | SYSTOLIC | DIASTOLIC | HEART RATE | MEAL | BEFORE | AFTER |
|---|---|---|---|---|---|---|---|
| SAT | | | | | Breakfast | | |
| ___ | | | | | Lunch | | |
| ___ | | | | | Dinner | | |
| ___ | | | | | Bedtime | | |

| DATE | TIME | SYSTOLIC | DIASTOLIC | HEART RATE | MEAL | BEFORE | AFTER |
|---|---|---|---|---|---|---|---|
| SUN | | | | | Breakfast | | |
| ___ | | | | | Lunch | | |
| ___ | | | | | Dinner | | |
| ___ | | | | | Bedtime | | |

NOTES

| Week | | Weight | |

## BLOOD PRESSURE     BLOOD SUGAR

| DATE | TIME | SYSTOLIC | DIASTOLIC | HEART RATE | MEAL | BEFORE | AFTER |
|------|------|----------|-----------|------------|------|--------|-------|
| MON  |      |          |           |            | Breakfast | | |
| ____ |      |          |           |            | Lunch | | |
| ____ |      |          |           |            | Dinner | | |
| ____ |      |          |           |            | Bedtime | | |

| DATE | TIME | SYSTOLIC | DIASTOLIC | HEART RATE | MEAL | BEFORE | AFTER |
|------|------|----------|-----------|------------|------|--------|-------|
| TUE  |      |          |           |            | Breakfast | | |
| ____ |      |          |           |            | Lunch | | |
| ____ |      |          |           |            | Dinner | | |
| ____ |      |          |           |            | Bedtime | | |

| DATE | TIME | SYSTOLIC | DIASTOLIC | HEART RATE | MEAL | BEFORE | AFTER |
|------|------|----------|-----------|------------|------|--------|-------|
| WED  |      |          |           |            | Breakfast | | |
| ____ |      |          |           |            | Lunch | | |
| ____ |      |          |           |            | Dinner | | |
| ____ |      |          |           |            | Bedtime | | |

| DATE | TIME | SYSTOLIC | DIASTOLIC | HEART RATE | MEAL | BEFORE | AFTER |
|------|------|----------|-----------|------------|------|--------|-------|
| THU  |      |          |           |            | Breakfast | | |
| ____ |      |          |           |            | Lunch | | |
| ____ |      |          |           |            | Dinner | | |
| ____ |      |          |           |            | Bedtime | | |

| | BLOOD PRESSURE | | | BLOOD SUGAR | | |
|---|---|---|---|---|---|---|

| DATE | TIME | SYSTOLIC | DIASTOLIC | HEART RATE | MEAL | BEFORE | AFTER |
|---|---|---|---|---|---|---|---|
| FRI | | | | | Breakfast | | |
| ___ | | | | | Lunch | | |
| ___ | | | | | Dinner | | |
| ___ | | | | | Bedtime | | |

| DATE | TIME | SYSTOLIC | DIASTOLIC | HEART RATE | MEAL | BEFORE | AFTER |
|---|---|---|---|---|---|---|---|
| SAT | | | | | Breakfast | | |
| ___ | | | | | Lunch | | |
| ___ | | | | | Dinner | | |
| ___ | | | | | Bedtime | | |

| DATE | TIME | SYSTOLIC | DIASTOLIC | HEART RATE | MEAL | BEFORE | AFTER |
|---|---|---|---|---|---|---|---|
| SUN | | | | | Breakfast | | |
| ___ | | | | | Lunch | | |
| ___ | | | | | Dinner | | |
| ___ | | | | | Bedtime | | |

NOTES

| Week | | Weight | |
|---|---|---|---|

## BLOOD PRESSURE | BLOOD SUGAR

| DATE | TIME | SYSTOLIC | DIASTOLIC | HEART RATE | MEAL | BEFORE | AFTER |
|---|---|---|---|---|---|---|---|
| MON | | | | | Breakfast | | |
| ____ | | | | | Lunch | | |
| ____ | | | | | Dinner | | |
| ____ | | | | | Bedtime | | |

| DATE | TIME | SYSTOLIC | DIASTOLIC | HEART RATE | MEAL | BEFORE | AFTER |
|---|---|---|---|---|---|---|---|
| TUE | | | | | Breakfast | | |
| ____ | | | | | Lunch | | |
| ____ | | | | | Dinner | | |
| ____ | | | | | Bedtime | | |

| DATE | TIME | SYSTOLIC | DIASTOLIC | HEART RATE | MEAL | BEFORE | AFTER |
|---|---|---|---|---|---|---|---|
| WED | | | | | Breakfast | | |
| ____ | | | | | Lunch | | |
| ____ | | | | | Dinner | | |
| ____ | | | | | Bedtime | | |

| DATE | TIME | SYSTOLIC | DIASTOLIC | HEART RATE | MEAL | BEFORE | AFTER |
|---|---|---|---|---|---|---|---|
| THU | | | | | Breakfast | | |
| ____ | | | | | Lunch | | |
| ____ | | | | | Dinner | | |
| ____ | | | | | Bedtime | | |

| BLOOD PRESSURE | | | | BLOOD SUGAR | | |
|---|---|---|---|---|---|---|

| DATE | TIME | SYSTOLIC | DIASTOLIC | HEART RATE | MEAL | BEFORE | AFTER |
|---|---|---|---|---|---|---|---|
| FRI | | | | | Breakfast | | |
| ___ | | | | | Lunch | | |
| ___ | | | | | Dinner | | |
| ___ | | | | | Bedtime | | |

| DATE | TIME | SYSTOLIC | DIASTOLIC | HEART RATE | MEAL | BEFORE | AFTER |
|---|---|---|---|---|---|---|---|
| SAT | | | | | Breakfast | | |
| ___ | | | | | Lunch | | |
| ___ | | | | | Dinner | | |
| ___ | | | | | Bedtime | | |

| DATE | TIME | SYSTOLIC | DIASTOLIC | HEART RATE | MEAL | BEFORE | AFTER |
|---|---|---|---|---|---|---|---|
| SUN | | | | | Breakfast | | |
| ___ | | | | | Lunch | | |
| ___ | | | | | Dinner | | |
| ___ | | | | | Bedtime | | |

NOTES

| Week | |  | Weight | |
|------|---|---|--------|---|

## BLOOD PRESSURE       BLOOD SUGAR

| DATE | TIME | SYSTOLIC | DIASTOLIC | HEART RATE | MEAL | BEFORE | AFTER |
|------|------|----------|-----------|------------|------|--------|-------|
| MON | | | | | Breakfast | | |
| ——— | | | | | Lunch | | |
| ——— | | | | | Dinner | | |
| ——— | | | | | Bedtime | | |

| DATE | TIME | SYSTOLIC | DIASTOLIC | HEART RATE | MEAL | BEFORE | AFTER |
|------|------|----------|-----------|------------|------|--------|-------|
| TUE | | | | | Breakfast | | |
| ——— | | | | | Lunch | | |
| ——— | | | | | Dinner | | |
| ——— | | | | | Bedtime | | |

| DATE | TIME | SYSTOLIC | DIASTOLIC | HEART RATE | MEAL | BEFORE | AFTER |
|------|------|----------|-----------|------------|------|--------|-------|
| WED | | | | | Breakfast | | |
| ——— | | | | | Lunch | | |
| ——— | | | | | Dinner | | |
| ——— | | | | | Bedtime | | |

| DATE | TIME | SYSTOLIC | DIASTOLIC | HEART RATE | MEAL | BEFORE | AFTER |
|------|------|----------|-----------|------------|------|--------|-------|
| THU | | | | | Breakfast | | |
| ——— | | | | | Lunch | | |
| ——— | | | | | Dinner | | |
| ——— | | | | | Bedtime | | |

| | | BLOOD PRESSURE | | | | BLOOD SUGAR | |
|---|---|---|---|---|---|---|---|

| DATE | TIME | SYSTOLIC | DIASTOLIC | HEART RATE | MEAL | BEFORE | AFTER |
|---|---|---|---|---|---|---|---|
| FRI | | | | | Breakfast | | |
| | | | | | Lunch | | |
| ____ | | | | | Dinner | | |
| ____ | | | | | Bedtime | | |

| DATE | TIME | SYSTOLIC | DIASTOLIC | HEART RATE | MEAL | BEFORE | AFTER |
|---|---|---|---|---|---|---|---|
| SAT | | | | | Breakfast | | |
| | | | | | Lunch | | |
| ____ | | | | | Dinner | | |
| ____ | | | | | Bedtime | | |

| DATE | TIME | SYSTOLIC | DIASTOLIC | HEART RATE | MEAL | BEFORE | AFTER |
|---|---|---|---|---|---|---|---|
| SUN | | | | | Breakfast | | |
| | | | | | Lunch | | |
| ____ | | | | | Dinner | | |
| ____ | | | | | Bedtime | | |

NOTES

| Week | | | Weight | |
|---|---|---|---|---|

| | BLOOD PRESSURE | | | BLOOD SUGAR | | |
|---|---|---|---|---|---|---|
| **DATE** | **TIME** | **SYSTOLIC** | **DIASTOLIC** | **HEART RATE** | **MEAL** | **BEFORE** | **AFTER** |

**DATE**

**MON**

____

____

____

| TIME | SYSTOLIC | DIASTOLIC | HEART RATE | MEAL | BEFORE | AFTER |
|---|---|---|---|---|---|---|
| | | | | Breakfast | | |
| | | | | Lunch | | |
| | | | | Dinner | | |
| | | | | Bedtime | | |

**DATE**

**TUE**

____

____

____

| TIME | SYSTOLIC | DIASTOLIC | HEART RATE | MEAL | BEFORE | AFTER |
|---|---|---|---|---|---|---|
| | | | | Breakfast | | |
| | | | | Lunch | | |
| | | | | Dinner | | |
| | | | | Bedtime | | |

**DATE**

**WED**

____

____

____

| TIME | SYSTOLIC | DIASTOLIC | HEART RATE | MEAL | BEFORE | AFTER |
|---|---|---|---|---|---|---|
| | | | | Breakfast | | |
| | | | | Lunch | | |
| | | | | Dinner | | |
| | | | | Bedtime | | |

**DATE**

**THU**

____

____

____

| TIME | SYSTOLIC | DIASTOLIC | HEART RATE | MEAL | BEFORE | AFTER |
|---|---|---|---|---|---|---|
| | | | | Breakfast | | |
| | | | | Lunch | | |
| | | | | Dinner | | |
| | | | | Bedtime | | |

| | | BLOOD PRESSURE | | | | BLOOD SUGAR | |
|---|---|---|---|---|---|---|---|

| DATE | TIME | SYSTOLIC | DIASTOLIC | HEART RATE | MEAL | BEFORE | AFTER |
|---|---|---|---|---|---|---|---|
| FRI | | | | | Breakfast | | |
| ___ | | | | | Lunch | | |
| ___ | | | | | Dinner | | |
| ___ | | | | | Bedtime | | |

| DATE | TIME | SYSTOLIC | DIASTOLIC | HEART RATE | MEAL | BEFORE | AFTER |
|---|---|---|---|---|---|---|---|
| SAT | | | | | Breakfast | | |
| ___ | | | | | Lunch | | |
| ___ | | | | | Dinner | | |
| ___ | | | | | Bedtime | | |

| DATE | TIME | SYSTOLIC | DIASTOLIC | HEART RATE | MEAL | BEFORE | AFTER |
|---|---|---|---|---|---|---|---|
| SUN | | | | | Breakfast | | |
| ___ | | | | | Lunch | | |
| ___ | | | | | Dinner | | |
| ___ | | | | | Bedtime | | |

NOTES

| Week | | | Weight | |
|---|---|---|---|---|

| | | **BLOOD PRESSURE** | | | **BLOOD SUGAR** | | |

| DATE | TIME | SYSTOLIC | DIASTOLIC | HEART RATE | MEAL | BEFORE | AFTER |
|---|---|---|---|---|---|---|---|
| MON | | | | | Breakfast | | |
| ____ | | | | | Lunch | | |
| ____ | | | | | Dinner | | |
| ____ | | | | | Bedtime | | |

| DATE | TIME | SYSTOLIC | DIASTOLIC | HEART RATE | MEAL | BEFORE | AFTER |
|---|---|---|---|---|---|---|---|
| TUE | | | | | Breakfast | | |
| ____ | | | | | Lunch | | |
| ____ | | | | | Dinner | | |
| ____ | | | | | Bedtime | | |

| DATE | TIME | SYSTOLIC | DIASTOLIC | HEART RATE | MEAL | BEFORE | AFTER |
|---|---|---|---|---|---|---|---|
| WED | | | | | Breakfast | | |
| ____ | | | | | Lunch | | |
| ____ | | | | | Dinner | | |
| ____ | | | | | Bedtime | | |

| DATE | TIME | SYSTOLIC | DIASTOLIC | HEART RATE | MEAL | BEFORE | AFTER |
|---|---|---|---|---|---|---|---|
| THU | | | | | Breakfast | | |
| ____ | | | | | Lunch | | |
| ____ | | | | | Dinner | | |
| ____ | | | | | Bedtime | | |

| | BLOOD PRESSURE | | | BLOOD SUGAR | | |
|---|---|---|---|---|---|---|

| DATE | TIME | SYSTOLIC | DIASTOLIC | HEART RATE | MEAL | BEFORE | AFTER |
|---|---|---|---|---|---|---|---|
| FRI | | | | | Breakfast | | |
| ___ | | | | | Lunch | | |
| ___ | | | | | Dinner | | |
| ___ | | | | | Bedtime | | |

| DATE | TIME | SYSTOLIC | DIASTOLIC | HEART RATE | MEAL | BEFORE | AFTER |
|---|---|---|---|---|---|---|---|
| SAT | | | | | Breakfast | | |
| ___ | | | | | Lunch | | |
| ___ | | | | | Dinner | | |
| ___ | | | | | Bedtime | | |

| DATE | TIME | SYSTOLIC | DIASTOLIC | HEART RATE | MEAL | BEFORE | AFTER |
|---|---|---|---|---|---|---|---|
| SUN | | | | | Breakfast | | |
| ___ | | | | | Lunch | | |
| ___ | | | | | Dinner | | |
| ___ | | | | | Bedtime | | |

NOTES

| Week | | | Weight | |

## BLOOD PRESSURE                    BLOOD SUGAR

| DATE | TIME | SYSTOLIC | DIASTOLIC | HEART RATE | MEAL | BEFORE | AFTER |
|------|------|----------|-----------|------------|------|--------|-------|
| MON | | | | | Breakfast | | |
| ____ | | | | | Lunch | | |
| ____ | | | | | Dinner | | |
| ____ | | | | | Bedtime | | |

| DATE | TIME | SYSTOLIC | DIASTOLIC | HEART RATE | MEAL | BEFORE | AFTER |
|------|------|----------|-----------|------------|------|--------|-------|
| TUE | | | | | Breakfast | | |
| ____ | | | | | Lunch | | |
| ____ | | | | | Dinner | | |
| ____ | | | | | Bedtime | | |

| DATE | TIME | SYSTOLIC | DIASTOLIC | HEART RATE | MEAL | BEFORE | AFTER |
|------|------|----------|-----------|------------|------|--------|-------|
| WED | | | | | Breakfast | | |
| ____ | | | | | Lunch | | |
| ____ | | | | | Dinner | | |
| ____ | | | | | Bedtime | | |

| DATE | TIME | SYSTOLIC | DIASTOLIC | HEART RATE | MEAL | BEFORE | AFTER |
|------|------|----------|-----------|------------|------|--------|-------|
| THU | | | | | Breakfast | | |
| ____ | | | | | Lunch | | |
| ____ | | | | | Dinner | | |
| ____ | | | | | Bedtime | | |

| | | BLOOD PRESSURE | | | BLOOD SUGAR | | |

| DATE | TIME | SYSTOLIC | DIASTOLIC | HEART RATE | MEAL | BEFORE | AFTER |
|---|---|---|---|---|---|---|---|
| FRI | | | | | Breakfast | | |
| ___ | | | | | Lunch | | |
| ___ | | | | | Dinner | | |
| ___ | | | | | Bedtime | | |

| DATE | TIME | SYSTOLIC | DIASTOLIC | HEART RATE | MEAL | BEFORE | AFTER |
|---|---|---|---|---|---|---|---|
| SAT | | | | | Breakfast | | |
| ___ | | | | | Lunch | | |
| ___ | | | | | Dinner | | |
| ___ | | | | | Bedtime | | |

| DATE | TIME | SYSTOLIC | DIASTOLIC | HEART RATE | MEAL | BEFORE | AFTER |
|---|---|---|---|---|---|---|---|
| SUN | | | | | Breakfast | | |
| ___ | | | | | Lunch | | |
| ___ | | | | | Dinner | | |
| ___ | | | | | Bedtime | | |

NOTES

| Week | | Weight | |

## BLOOD PRESSURE        ## BLOOD SUGAR

| DATE | TIME | SYSTOLIC | DIASTOLIC | HEART RATE | MEAL | BEFORE | AFTER |
|------|------|----------|-----------|------------|------|--------|-------|
| MON | | | | | Breakfast | | |
| ____ | | | | | Lunch | | |
| ____ | | | | | Dinner | | |
| ____ | | | | | Bedtime | | |

| DATE | TIME | SYSTOLIC | DIASTOLIC | HEART RATE | MEAL | BEFORE | AFTER |
|------|------|----------|-----------|------------|------|--------|-------|
| TUE | | | | | Breakfast | | |
| ____ | | | | | Lunch | | |
| ____ | | | | | Dinner | | |
| ____ | | | | | Bedtime | | |

| DATE | TIME | SYSTOLIC | DIASTOLIC | HEART RATE | MEAL | BEFORE | AFTER |
|------|------|----------|-----------|------------|------|--------|-------|
| WED | | | | | Breakfast | | |
| ____ | | | | | Lunch | | |
| ____ | | | | | Dinner | | |
| ____ | | | | | Bedtime | | |

| DATE | TIME | SYSTOLIC | DIASTOLIC | HEART RATE | MEAL | BEFORE | AFTER |
|------|------|----------|-----------|------------|------|--------|-------|
| THU | | | | | Breakfast | | |
| ____ | | | | | Lunch | | |
| ____ | | | | | Dinner | | |
| ____ | | | | | Bedtime | | |

| | | BLOOD PRESSURE | | | | BLOOD SUGAR | |
|---|---|---|---|---|---|---|---|

| DATE | TIME | SYSTOLIC | DIASTOLIC | HEART RATE | MEAL | BEFORE | AFTER |
|---|---|---|---|---|---|---|---|
| FRI | | | | | Breakfast | | |
| ___ | | | | | Lunch | | |
| ___ | | | | | Dinner | | |
| ___ | | | | | Bedtime | | |

| DATE | TIME | SYSTOLIC | DIASTOLIC | HEART RATE | MEAL | BEFORE | AFTER |
|---|---|---|---|---|---|---|---|
| SAT | | | | | Breakfast | | |
| ___ | | | | | Lunch | | |
| ___ | | | | | Dinner | | |
| ___ | | | | | Bedtime | | |

| DATE | TIME | SYSTOLIC | DIASTOLIC | HEART RATE | MEAL | BEFORE | AFTER |
|---|---|---|---|---|---|---|---|
| SUN | | | | | Breakfast | | |
| ___ | | | | | Lunch | | |
| ___ | | | | | Dinner | | |
| ___ | | | | | Bedtime | | |

NOTES

| Week | | | Weight | |

## BLOOD PRESSURE  BLOOD SUGAR

| DATE | TIME | SYSTOLIC | DIASTOLIC | HEART RATE | MEAL | BEFORE | AFTER |
|------|------|----------|-----------|------------|------|--------|-------|
| MON | | | | | Breakfast | | |
| ____ | | | | | Lunch | | |
| ____ | | | | | Dinner | | |
| ____ | | | | | Bedtime | | |

| DATE | TIME | SYSTOLIC | DIASTOLIC | HEART RATE | MEAL | BEFORE | AFTER |
|------|------|----------|-----------|------------|------|--------|-------|
| TUE | | | | | Breakfast | | |
| ____ | | | | | Lunch | | |
| ____ | | | | | Dinner | | |
| ____ | | | | | Bedtime | | |

| DATE | TIME | SYSTOLIC | DIASTOLIC | HEART RATE | MEAL | BEFORE | AFTER |
|------|------|----------|-----------|------------|------|--------|-------|
| WED | | | | | Breakfast | | |
| ____ | | | | | Lunch | | |
| ____ | | | | | Dinner | | |
| ____ | | | | | Bedtime | | |

| DATE | TIME | SYSTOLIC | DIASTOLIC | HEART RATE | MEAL | BEFORE | AFTER |
|------|------|----------|-----------|------------|------|--------|-------|
| THU | | | | | Breakfast | | |
| ____ | | | | | Lunch | | |
| ____ | | | | | Dinner | | |
| ____ | | | | | Bedtime | | |

| | | BLOOD PRESSURE | | | BLOOD SUGAR | | |

| DATE | TIME | SYSTOLIC | DIASTOLIC | HEART RATE | MEAL | BEFORE | AFTER |
|------|------|----------|-----------|------------|------|--------|-------|
| FRI ___ ___ ___ | | | | | Breakfast | | |
| | | | | | Lunch | | |
| | | | | | Dinner | | |
| | | | | | Bedtime | | |

| DATE | TIME | SYSTOLIC | DIASTOLIC | HEART RATE | MEAL | BEFORE | AFTER |
|------|------|----------|-----------|------------|------|--------|-------|
| SAT ___ ___ ___ | | | | | Breakfast | | |
| | | | | | Lunch | | |
| | | | | | Dinner | | |
| | | | | | Bedtime | | |

| DATE | TIME | SYSTOLIC | DIASTOLIC | HEART RATE | MEAL | BEFORE | AFTER |
|------|------|----------|-----------|------------|------|--------|-------|
| SUN ___ ___ ___ | | | | | Breakfast | | |
| | | | | | Lunch | | |
| | | | | | Dinner | | |
| | | | | | Bedtime | | |

**NOTES**

| Week | | | | Weight | | | |
|---|---|---|---|---|---|---|---|

| | | **BLOOD PRESSURE** | | | **BLOOD SUGAR** | | |
|---|---|---|---|---|---|---|---|
| **DATE** | **TIME** | **SYSTOLIC** | **DIASTOLIC** | **HEART RATE** | **MEAL** | **BEFORE** | **AFTER** |
| MON ___ ___ ___ | | | | | Breakfast | | |
| | | | | | Lunch | | |
| | | | | | Dinner | | |
| | | | | | Bedtime | | |

| **DATE** | **TIME** | **SYSTOLIC** | **DIASTOLIC** | **HEART RATE** | **MEAL** | **BEFORE** | **AFTER** |
|---|---|---|---|---|---|---|---|
| TUE ___ ___ ___ | | | | | Breakfast | | |
| | | | | | Lunch | | |
| | | | | | Dinner | | |
| | | | | | Bedtime | | |

| **DATE** | **TIME** | **SYSTOLIC** | **DIASTOLIC** | **HEART RATE** | **MEAL** | **BEFORE** | **AFTER** |
|---|---|---|---|---|---|---|---|
| WED ___ ___ ___ | | | | | Breakfast | | |
| | | | | | Lunch | | |
| | | | | | Dinner | | |
| | | | | | Bedtime | | |

| **DATE** | **TIME** | **SYSTOLIC** | **DIASTOLIC** | **HEART RATE** | **MEAL** | **BEFORE** | **AFTER** |
|---|---|---|---|---|---|---|---|
| THU ___ ___ ___ | | | | | Breakfast | | |
| | | | | | Lunch | | |
| | | | | | Dinner | | |
| | | | | | Bedtime | | |

| | | BLOOD PRESSURE | | | | BLOOD SUGAR | |
|---|---|---|---|---|---|---|---|
| DATE | TIME | SYSTOLIC | DIASTOLIC | HEART RATE | MEAL | BEFORE | AFTER |
| FRI | | | | | Breakfast | | |
| | | | | | Lunch | | |
| ___ | | | | | Dinner | | |
| ___ | | | | | Bedtime | | |

| DATE | TIME | SYSTOLIC | DIASTOLIC | HEART RATE | MEAL | BEFORE | AFTER |
|---|---|---|---|---|---|---|---|
| SAT | | | | | Breakfast | | |
| | | | | | Lunch | | |
| ___ | | | | | Dinner | | |
| ___ | | | | | Bedtime | | |

| DATE | TIME | SYSTOLIC | DIASTOLIC | HEART RATE | MEAL | BEFORE | AFTER |
|---|---|---|---|---|---|---|---|
| SUN | | | | | Breakfast | | |
| | | | | | Lunch | | |
| ___ | | | | | Dinner | | |
| ___ | | | | | Bedtime | | |

NOTES

| Week | | | | | | Weight | |
|---|---|---|---|---|---|---|---|

## BLOOD PRESSURE    BLOOD SUGAR

| DATE | TIME | SYSTOLIC | DIASTOLIC | HEART RATE | MEAL | BEFORE | AFTER |
|---|---|---|---|---|---|---|---|
| MON | | | | | Breakfast | | |
| ___ | | | | | Lunch | | |
| ___ | | | | | Dinner | | |
| ___ | | | | | Bedtime | | |

| DATE | TIME | SYSTOLIC | DIASTOLIC | HEART RATE | MEAL | BEFORE | AFTER |
|---|---|---|---|---|---|---|---|
| TUE | | | | | Breakfast | | |
| ___ | | | | | Lunch | | |
| ___ | | | | | Dinner | | |
| ___ | | | | | Bedtime | | |

| DATE | TIME | SYSTOLIC | DIASTOLIC | HEART RATE | MEAL | BEFORE | AFTER |
|---|---|---|---|---|---|---|---|
| WED | | | | | Breakfast | | |
| ___ | | | | | Lunch | | |
| ___ | | | | | Dinner | | |
| ___ | | | | | Bedtime | | |

| DATE | TIME | SYSTOLIC | DIASTOLIC | HEART RATE | MEAL | BEFORE | AFTER |
|---|---|---|---|---|---|---|---|
| THU | | | | | Breakfast | | |
| ___ | | | | | Lunch | | |
| ___ | | | | | Dinner | | |
| ___ | | | | | Bedtime | | |

|  | BLOOD PRESSURE |  |  |  | BLOOD SUGAR |  |  |
| --- | --- | --- | --- | --- | --- | --- | --- |

| DATE | TIME | SYSTOLIC | DIASTOLIC | HEART RATE | MEAL | BEFORE | AFTER |
| --- | --- | --- | --- | --- | --- | --- | --- |
| FRI | | | | | Breakfast | | |
| ___ | | | | | Lunch | | |
| ___ | | | | | Dinner | | |
| ___ | | | | | Bedtime | | |

| DATE | TIME | SYSTOLIC | DIASTOLIC | HEART RATE | MEAL | BEFORE | AFTER |
| --- | --- | --- | --- | --- | --- | --- | --- |
| SAT | | | | | Breakfast | | |
| ___ | | | | | Lunch | | |
| ___ | | | | | Dinner | | |
| ___ | | | | | Bedtime | | |

| DATE | TIME | SYSTOLIC | DIASTOLIC | HEART RATE | MEAL | BEFORE | AFTER |
| --- | --- | --- | --- | --- | --- | --- | --- |
| SUN | | | | | Breakfast | | |
| ___ | | | | | Lunch | | |
| ___ | | | | | Dinner | | |
| ___ | | | | | Bedtime | | |

NOTES

| | BLOOD PRESSURE | | | BLOOD SUGAR | | |

| DATE | TIME | SYSTOLIC | DIASTOLIC | HEART RATE | MEAL | BEFORE | AFTER |
|------|------|----------|-----------|------------|------|--------|-------|
| MON | | | | | Breakfast | | |
| ____ | | | | | Lunch | | |
| ____ | | | | | Dinner | | |
| ____ | | | | | Bedtime | | |

| DATE | TIME | SYSTOLIC | DIASTOLIC | HEART RATE | MEAL | BEFORE | AFTER |
|------|------|----------|-----------|------------|------|--------|-------|
| TUE | | | | | Breakfast | | |
| ____ | | | | | Lunch | | |
| ____ | | | | | Dinner | | |
| ____ | | | | | Bedtime | | |

| DATE | TIME | SYSTOLIC | DIASTOLIC | HEART RATE | MEAL | BEFORE | AFTER |
|------|------|----------|-----------|------------|------|--------|-------|
| WED | | | | | Breakfast | | |
| ____ | | | | | Lunch | | |
| ____ | | | | | Dinner | | |
| ____ | | | | | Bedtime | | |

| DATE | TIME | SYSTOLIC | DIASTOLIC | HEART RATE | MEAL | BEFORE | AFTER |
|------|------|----------|-----------|------------|------|--------|-------|
| THU | | | | | Breakfast | | |
| ____ | | | | | Lunch | | |
| ____ | | | | | Dinner | | |
| ____ | | | | | Bedtime | | |

| | BLOOD PRESSURE | | | | BLOOD SUGAR | |
|---|---|---|---|---|---|---|

| DATE | TIME | SYSTOLIC | DIASTOLIC | HEART RATE | MEAL | BEFORE | AFTER |
|---|---|---|---|---|---|---|---|
| FRI | | | | | Breakfast | | |
| ___ | | | | | Lunch | | |
| ___ | | | | | Dinner | | |
| ___ | | | | | Bedtime | | |

| DATE | TIME | SYSTOLIC | DIASTOLIC | HEART RATE | MEAL | BEFORE | AFTER |
|---|---|---|---|---|---|---|---|
| SAT | | | | | Breakfast | | |
| ___ | | | | | Lunch | | |
| ___ | | | | | Dinner | | |
| ___ | | | | | Bedtime | | |

| DATE | TIME | SYSTOLIC | DIASTOLIC | HEART RATE | MEAL | BEFORE | AFTER |
|---|---|---|---|---|---|---|---|
| SUN | | | | | Breakfast | | |
| ___ | | | | | Lunch | | |
| ___ | | | | | Dinner | | |
| ___ | | | | | Bedtime | | |

NOTES

**Week** [        ]          **Weight** [        ]

|  | BLOOD PRESSURE | | | | BLOOD SUGAR | | |
| --- | --- | --- | --- | --- | --- | --- | --- |
| DATE | TIME | SYSTOLIC | DIASTOLIC | HEART RATE | MEAL | BEFORE | AFTER |
| MON | | | | | Breakfast | | |
| ___ | | | | | Lunch | | |
| ___ | | | | | Dinner | | |
| ___ | | | | | Bedtime | | |

| DATE | TIME | SYSTOLIC | DIASTOLIC | HEART RATE | MEAL | BEFORE | AFTER |
| --- | --- | --- | --- | --- | --- | --- | --- |
| TUE | | | | | Breakfast | | |
| ___ | | | | | Lunch | | |
| ___ | | | | | Dinner | | |
| ___ | | | | | Bedtime | | |

| DATE | TIME | SYSTOLIC | DIASTOLIC | HEART RATE | MEAL | BEFORE | AFTER |
| --- | --- | --- | --- | --- | --- | --- | --- |
| WED | | | | | Breakfast | | |
| ___ | | | | | Lunch | | |
| ___ | | | | | Dinner | | |
| ___ | | | | | Bedtime | | |

| DATE | TIME | SYSTOLIC | DIASTOLIC | HEART RATE | MEAL | BEFORE | AFTER |
| --- | --- | --- | --- | --- | --- | --- | --- |
| THU | | | | | Breakfast | | |
| ___ | | | | | Lunch | | |
| ___ | | | | | Dinner | | |
| ___ | | | | | Bedtime | | |

| | BLOOD PRESSURE | | | BLOOD SUGAR | | |
|---|---|---|---|---|---|---|

## DATE — FRI

| TIME | SYSTOLIC | DIASTOLIC | HEART RATE | MEAL | BEFORE | AFTER |
|---|---|---|---|---|---|---|
| | | | | Breakfast | | |
| | | | | Lunch | | |
| | | | | Dinner | | |
| | | | | Bedtime | | |

## DATE — SAT

| TIME | SYSTOLIC | DIASTOLIC | HEART RATE | MEAL | BEFORE | AFTER |
|---|---|---|---|---|---|---|
| | | | | Breakfast | | |
| | | | | Lunch | | |
| | | | | Dinner | | |
| | | | | Bedtime | | |

## DATE — SUN

| TIME | SYSTOLIC | DIASTOLIC | HEART RATE | MEAL | BEFORE | AFTER |
|---|---|---|---|---|---|---|
| | | | | Breakfast | | |
| | | | | Lunch | | |
| | | | | Dinner | | |
| | | | | Bedtime | | |

## NOTES

| Week | | | Weight | | |

## BLOOD PRESSURE    BLOOD SUGAR

| DATE | TIME | SYSTOLIC | DIASTOLIC | HEART RATE | MEAL | BEFORE | AFTER |
|------|------|----------|-----------|------------|------|--------|-------|
| MON | | | | | Breakfast | | |
| ___ | | | | | Lunch | | |
| ___ | | | | | Dinner | | |
| ___ | | | | | Bedtime | | |

| DATE | TIME | SYSTOLIC | DIASTOLIC | HEART RATE | MEAL | BEFORE | AFTER |
|------|------|----------|-----------|------------|------|--------|-------|
| TUE | | | | | Breakfast | | |
| ___ | | | | | Lunch | | |
| ___ | | | | | Dinner | | |
| ___ | | | | | Bedtime | | |

| DATE | TIME | SYSTOLIC | DIASTOLIC | HEART RATE | MEAL | BEFORE | AFTER |
|------|------|----------|-----------|------------|------|--------|-------|
| WED | | | | | Breakfast | | |
| ___ | | | | | Lunch | | |
| ___ | | | | | Dinner | | |
| ___ | | | | | Bedtime | | |

| DATE | TIME | SYSTOLIC | DIASTOLIC | HEART RATE | MEAL | BEFORE | AFTER |
|------|------|----------|-----------|------------|------|--------|-------|
| THU | | | | | Breakfast | | |
| ___ | | | | | Lunch | | |
| ___ | | | | | Dinner | | |
| ___ | | | | | Bedtime | | |

| | | BLOOD PRESSURE | | | BLOOD SUGAR | | |
|---|---|---|---|---|---|---|---|
| DATE | TIME | SYSTOLIC | DIASTOLIC | HEART RATE | MEAL | BEFORE | AFTER |
| FRI | | | | | Breakfast | | |
| | | | | | Lunch | | |
| ___ | | | | | Dinner | | |
| ___ | | | | | Bedtime | | |

| | | BLOOD PRESSURE | | | BLOOD SUGAR | | |
|---|---|---|---|---|---|---|---|
| DATE | TIME | SYSTOLIC | DIASTOLIC | HEART RATE | MEAL | BEFORE | AFTER |
| SAT | | | | | Breakfast | | |
| | | | | | Lunch | | |
| ___ | | | | | Dinner | | |
| ___ | | | | | Bedtime | | |

| | | BLOOD PRESSURE | | | BLOOD SUGAR | | |
|---|---|---|---|---|---|---|---|
| DATE | TIME | SYSTOLIC | DIASTOLIC | HEART RATE | MEAL | BEFORE | AFTER |
| SUN | | | | | Breakfast | | |
| | | | | | Lunch | | |
| ___ | | | | | Dinner | | |
| ___ | | | | | Bedtime | | |

NOTES

**Week** [            ]   **Weight** [            ]

| | | BLOOD PRESSURE | | | BLOOD SUGAR | | |
|---|---|---|---|---|---|---|---|

| DATE | TIME | SYSTOLIC | DIASTOLIC | HEART RATE | MEAL | BEFORE | AFTER |
|---|---|---|---|---|---|---|---|
| MON | | | | | Breakfast | | |
| ___ | | | | | Lunch | | |
| ___ | | | | | Dinner | | |
| ___ | | | | | Bedtime | | |

| DATE | TIME | SYSTOLIC | DIASTOLIC | HEART RATE | MEAL | BEFORE | AFTER |
|---|---|---|---|---|---|---|---|
| TUE | | | | | Breakfast | | |
| ___ | | | | | Lunch | | |
| ___ | | | | | Dinner | | |
| ___ | | | | | Bedtime | | |

| DATE | TIME | SYSTOLIC | DIASTOLIC | HEART RATE | MEAL | BEFORE | AFTER |
|---|---|---|---|---|---|---|---|
| WED | | | | | Breakfast | | |
| ___ | | | | | Lunch | | |
| ___ | | | | | Dinner | | |
| ___ | | | | | Bedtime | | |

| DATE | TIME | SYSTOLIC | DIASTOLIC | HEART RATE | MEAL | BEFORE | AFTER |
|---|---|---|---|---|---|---|---|
| THU | | | | | Breakfast | | |
| ___ | | | | | Lunch | | |
| ___ | | | | | Dinner | | |
| ___ | | | | | Bedtime | | |

| | | BLOOD PRESSURE | | | BLOOD SUGAR | | |
|---|---|---|---|---|---|---|---|

| DATE | TIME | SYSTOLIC | DIASTOLIC | HEART RATE | MEAL | BEFORE | AFTER |
|---|---|---|---|---|---|---|---|
| FRI ___ ___ ___ | | | | | Breakfast | | |
| | | | | | Lunch | | |
| | | | | | Dinner | | |
| | | | | | Bedtime | | |

| DATE | TIME | SYSTOLIC | DIASTOLIC | HEART RATE | MEAL | BEFORE | AFTER |
|---|---|---|---|---|---|---|---|
| SAT ___ ___ ___ | | | | | Breakfast | | |
| | | | | | Lunch | | |
| | | | | | Dinner | | |
| | | | | | Bedtime | | |

| DATE | TIME | SYSTOLIC | DIASTOLIC | HEART RATE | MEAL | BEFORE | AFTER |
|---|---|---|---|---|---|---|---|
| SUN ___ ___ ___ | | | | | Breakfast | | |
| | | | | | Lunch | | |
| | | | | | Dinner | | |
| | | | | | Bedtime | | |

**NOTES**

**Week** [                    ]  **Weight** [                    ]

|  | BLOOD PRESSURE | | | BLOOD SUGAR | | |
| --- | --- | --- | --- | --- | --- | --- |

| DATE | TIME | SYSTOLIC | DIASTOLIC | HEART RATE | MEAL | BEFORE | AFTER |
| --- | --- | --- | --- | --- | --- | --- | --- |
| MON | | | | | Breakfast | | |
| | | | | | Lunch | | |
| _____ | | | | | Dinner | | |
| _____ | | | | | Bedtime | | |

| DATE | TIME | SYSTOLIC | DIASTOLIC | HEART RATE | MEAL | BEFORE | AFTER |
| --- | --- | --- | --- | --- | --- | --- | --- |
| TUE | | | | | Breakfast | | |
| | | | | | Lunch | | |
| _____ | | | | | Dinner | | |
| _____ | | | | | Bedtime | | |

| DATE | TIME | SYSTOLIC | DIASTOLIC | HEART RATE | MEAL | BEFORE | AFTER |
| --- | --- | --- | --- | --- | --- | --- | --- |
| WED | | | | | Breakfast | | |
| _____ | | | | | Lunch | | |
| _____ | | | | | Dinner | | |
| _____ | | | | | Bedtime | | |

| DATE | TIME | SYSTOLIC | DIASTOLIC | HEART RATE | MEAL | BEFORE | AFTER |
| --- | --- | --- | --- | --- | --- | --- | --- |
| THU | | | | | Breakfast | | |
| _____ | | | | | Lunch | | |
| _____ | | | | | Dinner | | |
| _____ | | | | | Bedtime | | |

| | | BLOOD PRESSURE | | | BLOOD SUGAR | | |

| DATE | TIME | SYSTOLIC | DIASTOLIC | HEART RATE | MEAL | BEFORE | AFTER |
|---|---|---|---|---|---|---|---|
| FRI | | | | | Breakfast | | |
| | | | | | Lunch | | |
| ___ | | | | | Dinner | | |
| ___ | | | | | Bedtime | | |
| ___ | | | | | | | |

| DATE | TIME | SYSTOLIC | DIASTOLIC | HEART RATE | MEAL | BEFORE | AFTER |
|---|---|---|---|---|---|---|---|
| SAT | | | | | Breakfast | | |
| | | | | | Lunch | | |
| ___ | | | | | Dinner | | |
| ___ | | | | | Bedtime | | |
| ___ | | | | | | | |

| DATE | TIME | SYSTOLIC | DIASTOLIC | HEART RATE | MEAL | BEFORE | AFTER |
|---|---|---|---|---|---|---|---|
| SUN | | | | | Breakfast | | |
| | | | | | Lunch | | |
| ___ | | | | | Dinner | | |
| ___ | | | | | Bedtime | | |
| ___ | | | | | | | |

NOTES

| Week | | | Weight | |

| | | BLOOD PRESSURE | | | | BLOOD SUGAR | |
|---|---|---|---|---|---|---|---|

| DATE | TIME | SYSTOLIC | DIASTOLIC | HEART RATE | MEAL | BEFORE | AFTER |
|---|---|---|---|---|---|---|---|
| MON | | | | | Breakfast | | |
| ____ | | | | | Lunch | | |
| ____ | | | | | Dinner | | |
| ____ | | | | | Bedtime | | |

| DATE | TIME | SYSTOLIC | DIASTOLIC | HEART RATE | MEAL | BEFORE | AFTER |
|---|---|---|---|---|---|---|---|
| TUE | | | | | Breakfast | | |
| ____ | | | | | Lunch | | |
| ____ | | | | | Dinner | | |
| ____ | | | | | Bedtime | | |

| DATE | TIME | SYSTOLIC | DIASTOLIC | HEART RATE | MEAL | BEFORE | AFTER |
|---|---|---|---|---|---|---|---|
| WED | | | | | Breakfast | | |
| ____ | | | | | Lunch | | |
| ____ | | | | | Dinner | | |
| ____ | | | | | Bedtime | | |

| DATE | TIME | SYSTOLIC | DIASTOLIC | HEART RATE | MEAL | BEFORE | AFTER |
|---|---|---|---|---|---|---|---|
| THU | | | | | Breakfast | | |
| ____ | | | | | Lunch | | |
| ____ | | | | | Dinner | | |
| ____ | | | | | Bedtime | | |

| | BLOOD PRESSURE | | | BLOOD SUGAR | | |
|---|---|---|---|---|---|---|

| DATE | TIME | SYSTOLIC | DIASTOLIC | HEART RATE | MEAL | BEFORE | AFTER |
|---|---|---|---|---|---|---|---|
| FRI | | | | | Breakfast | | |
| ___ | | | | | Lunch | | |
| ___ | | | | | Dinner | | |
| ___ | | | | | Bedtime | | |

| DATE | TIME | SYSTOLIC | DIASTOLIC | HEART RATE | MEAL | BEFORE | AFTER |
|---|---|---|---|---|---|---|---|
| SAT | | | | | Breakfast | | |
| ___ | | | | | Lunch | | |
| ___ | | | | | Dinner | | |
| ___ | | | | | Bedtime | | |

| DATE | TIME | SYSTOLIC | DIASTOLIC | HEART RATE | MEAL | BEFORE | AFTER |
|---|---|---|---|---|---|---|---|
| SUN | | | | | Breakfast | | |
| ___ | | | | | Lunch | | |
| ___ | | | | | Dinner | | |
| ___ | | | | | Bedtime | | |

NOTES

| Week | | | | Weight | | |
|---|---|---|---|---|---|---|

| | | BLOOD PRESSURE | | | BLOOD SUGAR | | |
|---|---|---|---|---|---|---|---|

| DATE | TIME | SYSTOLIC | DIASTOLIC | HEART RATE | MEAL | BEFORE | AFTER |
|---|---|---|---|---|---|---|---|
| MON | | | | | Breakfast | | |
| ___ | | | | | Lunch | | |
| ___ | | | | | Dinner | | |
| ___ | | | | | Bedtime | | |

| DATE | TIME | SYSTOLIC | DIASTOLIC | HEART RATE | MEAL | BEFORE | AFTER |
|---|---|---|---|---|---|---|---|
| TUE | | | | | Breakfast | | |
| ___ | | | | | Lunch | | |
| ___ | | | | | Dinner | | |
| ___ | | | | | Bedtime | | |

| DATE | TIME | SYSTOLIC | DIASTOLIC | HEART RATE | MEAL | BEFORE | AFTER |
|---|---|---|---|---|---|---|---|
| WED | | | | | Breakfast | | |
| ___ | | | | | Lunch | | |
| ___ | | | | | Dinner | | |
| ___ | | | | | Bedtime | | |

| DATE | TIME | SYSTOLIC | DIASTOLIC | HEART RATE | MEAL | BEFORE | AFTER |
|---|---|---|---|---|---|---|---|
| THU | | | | | Breakfast | | |
| ___ | | | | | Lunch | | |
| ___ | | | | | Dinner | | |
| ___ | | | | | Bedtime | | |

| | BLOOD PRESSURE | | | BLOOD SUGAR | | |

| DATE | TIME | SYSTOLIC | DIASTOLIC | HEART RATE | MEAL | BEFORE | AFTER |
|------|------|----------|-----------|------------|------|--------|-------|
| FRI ___ ___ ___ | | | | | Breakfast | | |
| | | | | | Lunch | | |
| | | | | | Dinner | | |
| | | | | | Bedtime | | |

| DATE | TIME | SYSTOLIC | DIASTOLIC | HEART RATE | MEAL | BEFORE | AFTER |
|------|------|----------|-----------|------------|------|--------|-------|
| SAT ___ ___ ___ | | | | | Breakfast | | |
| | | | | | Lunch | | |
| | | | | | Dinner | | |
| | | | | | Bedtime | | |

| DATE | TIME | SYSTOLIC | DIASTOLIC | HEART RATE | MEAL | BEFORE | AFTER |
|------|------|----------|-----------|------------|------|--------|-------|
| SUN ___ ___ ___ | | | | | Breakfast | | |
| | | | | | Lunch | | |
| | | | | | Dinner | | |
| | | | | | Bedtime | | |

NOTES

**Week** [_____] **Weight** [_____]

## BLOOD PRESSURE | BLOOD SUGAR

| DATE | TIME | SYSTOLIC | DIASTOLIC | HEART RATE | MEAL | BEFORE | AFTER |
|------|------|----------|-----------|------------|------|--------|-------|
| MON _____ _____ _____ | | | | | Breakfast | | |
| | | | | | Lunch | | |
| | | | | | Dinner | | |
| | | | | | Bedtime | | |

| DATE | TIME | SYSTOLIC | DIASTOLIC | HEART RATE | MEAL | BEFORE | AFTER |
|------|------|----------|-----------|------------|------|--------|-------|
| TUE _____ _____ _____ | | | | | Breakfast | | |
| | | | | | Lunch | | |
| | | | | | Dinner | | |
| | | | | | Bedtime | | |

| DATE | TIME | SYSTOLIC | DIASTOLIC | HEART RATE | MEAL | BEFORE | AFTER |
|------|------|----------|-----------|------------|------|--------|-------|
| WED _____ _____ _____ | | | | | Breakfast | | |
| | | | | | Lunch | | |
| | | | | | Dinner | | |
| | | | | | Bedtime | | |

| DATE | TIME | SYSTOLIC | DIASTOLIC | HEART RATE | MEAL | BEFORE | AFTER |
|------|------|----------|-----------|------------|------|--------|-------|
| THU _____ _____ _____ | | | | | Breakfast | | |
| | | | | | Lunch | | |
| | | | | | Dinner | | |
| | | | | | Bedtime | | |

| | **BLOOD PRESSURE** | | | | **BLOOD SUGAR** | |
|---|---|---|---|---|---|---|---|

| DATE | TIME | SYSTOLIC | DIASTOLIC | HEART RATE | MEAL | BEFORE | AFTER |
|---|---|---|---|---|---|---|---|
| FRI | | | | | Breakfast | | |
| ___ | | | | | Lunch | | |
| ___ | | | | | Dinner | | |
| ___ | | | | | Bedtime | | |

| DATE | TIME | SYSTOLIC | DIASTOLIC | HEART RATE | MEAL | BEFORE | AFTER |
|---|---|---|---|---|---|---|---|
| SAT | | | | | Breakfast | | |
| ___ | | | | | Lunch | | |
| ___ | | | | | Dinner | | |
| ___ | | | | | Bedtime | | |

| DATE | TIME | SYSTOLIC | DIASTOLIC | HEART RATE | MEAL | BEFORE | AFTER |
|---|---|---|---|---|---|---|---|
| SUN | | | | | Breakfast | | |
| ___ | | | | | Lunch | | |
| ___ | | | | | Dinner | | |
| ___ | | | | | Bedtime | | |

**NOTES**

**Week** [          ]          **Weight** [          ]

## BLOOD PRESSURE          BLOOD SUGAR

| DATE | TIME | SYSTOLIC | DIASTOLIC | HEART RATE | MEAL | BEFORE | AFTER |
|------|------|----------|-----------|------------|------|--------|-------|
| MON<br>____<br>____<br>____ | | | | | Breakfast | | |
| | | | | | Lunch | | |
| | | | | | Dinner | | |
| | | | | | Bedtime | | |

| DATE | TIME | SYSTOLIC | DIASTOLIC | HEART RATE | MEAL | BEFORE | AFTER |
|------|------|----------|-----------|------------|------|--------|-------|
| TUE<br>____<br>____<br>____ | | | | | Breakfast | | |
| | | | | | Lunch | | |
| | | | | | Dinner | | |
| | | | | | Bedtime | | |

| DATE | TIME | SYSTOLIC | DIASTOLIC | HEART RATE | MEAL | BEFORE | AFTER |
|------|------|----------|-----------|------------|------|--------|-------|
| WED<br>____<br>____<br>____ | | | | | Breakfast | | |
| | | | | | Lunch | | |
| | | | | | Dinner | | |
| | | | | | Bedtime | | |

| DATE | TIME | SYSTOLIC | DIASTOLIC | HEART RATE | MEAL | BEFORE | AFTER |
|------|------|----------|-----------|------------|------|--------|-------|
| THU<br>____<br>____<br>____ | | | | | Breakfast | | |
| | | | | | Lunch | | |
| | | | | | Dinner | | |
| | | | | | Bedtime | | |

| | | BLOOD PRESSURE | | | BLOOD SUGAR | | |

| DATE | TIME | SYSTOLIC | DIASTOLIC | HEART RATE | MEAL | BEFORE | AFTER |
|------|------|----------|-----------|------------|------|--------|-------|
| FRI ___ ___ ___ | | | | | Breakfast | | |
| | | | | | Lunch | | |
| | | | | | Dinner | | |
| | | | | | Bedtime | | |

| DATE | TIME | SYSTOLIC | DIASTOLIC | HEART RATE | MEAL | BEFORE | AFTER |
|------|------|----------|-----------|------------|------|--------|-------|
| SAT ___ ___ ___ | | | | | Breakfast | | |
| | | | | | Lunch | | |
| | | | | | Dinner | | |
| | | | | | Bedtime | | |

| DATE | TIME | SYSTOLIC | DIASTOLIC | HEART RATE | MEAL | BEFORE | AFTER |
|------|------|----------|-----------|------------|------|--------|-------|
| SUN ___ ___ ___ | | | | | Breakfast | | |
| | | | | | Lunch | | |
| | | | | | Dinner | | |
| | | | | | Bedtime | | |

**NOTES**

**Week** [         ]   **Weight** [         ]

| | BLOOD PRESSURE | | | | BLOOD SUGAR | | |
|---|---|---|---|---|---|---|---|
| **DATE** | **TIME** | **SYSTOLIC** | **DIASTOLIC** | **HEART RATE** | **MEAL** | **BEFORE** | **AFTER** |
| MON | | | | | Breakfast | | |
| ____ | | | | | Lunch | | |
| ____ | | | | | Dinner | | |
| ____ | | | | | Bedtime | | |

| | | | | | | | |
|---|---|---|---|---|---|---|---|
| **DATE** | **TIME** | **SYSTOLIC** | **DIASTOLIC** | **HEART RATE** | **MEAL** | **BEFORE** | **AFTER** |
| TUE | | | | | Breakfast | | |
| ____ | | | | | Lunch | | |
| ____ | | | | | Dinner | | |
| ____ | | | | | Bedtime | | |

| | | | | | | | |
|---|---|---|---|---|---|---|---|
| **DATE** | **TIME** | **SYSTOLIC** | **DIASTOLIC** | **HEART RATE** | **MEAL** | **BEFORE** | **AFTER** |
| WED | | | | | Breakfast | | |
| ____ | | | | | Lunch | | |
| ____ | | | | | Dinner | | |
| ____ | | | | | Bedtime | | |

| | | | | | | | |
|---|---|---|---|---|---|---|---|
| **DATE** | **TIME** | **SYSTOLIC** | **DIASTOLIC** | **HEART RATE** | **MEAL** | **BEFORE** | **AFTER** |
| THU | | | | | Breakfast | | |
| ____ | | | | | Lunch | | |
| ____ | | | | | Dinner | | |
| ____ | | | | | Bedtime | | |

| | | BLOOD PRESSURE | | | BLOOD SUGAR | | |
|---|---|---|---|---|---|---|---|

| DATE | TIME | SYSTOLIC | DIASTOLIC | HEART RATE | MEAL | BEFORE | AFTER |
|---|---|---|---|---|---|---|---|
| FRI | | | | | Breakfast | | |
| | | | | | Lunch | | |
| ___ | | | | | Dinner | | |
| ___ | | | | | Bedtime | | |
| ___ | | | | | | | |

| DATE | TIME | SYSTOLIC | DIASTOLIC | HEART RATE | MEAL | BEFORE | AFTER |
|---|---|---|---|---|---|---|---|
| SAT | | | | | Breakfast | | |
| | | | | | Lunch | | |
| ___ | | | | | Dinner | | |
| ___ | | | | | Bedtime | | |
| ___ | | | | | | | |

| DATE | TIME | SYSTOLIC | DIASTOLIC | HEART RATE | MEAL | BEFORE | AFTER |
|---|---|---|---|---|---|---|---|
| SUN | | | | | Breakfast | | |
| | | | | | Lunch | | |
| ___ | | | | | Dinner | | |
| ___ | | | | | Bedtime | | |
| ___ | | | | | | | |

**NOTES**

# Thank you.

## We hope you enjoyed our book.

As a small family company, your feedback is very important to us.

For your opinion about the book sent by e-mail, as a thank you we will send you a free e-book and we will keep you informed about the books we have created in this domain.

Please let us know how you like our book at:

 apres.amazon@gmail.com

Made in the USA
Middletown, DE
19 October 2023